Studienführer
Histologie
und
Embryologie

Studieranleitung für

Studierende der Tiermedizin

Clemens Knospe

Copyright © 2013 Prof. Dr. Clemens Knospe LMU- München

Veterinärstr. 13 80539 München CKnospe@lmu.de

2. Auflage 2015

CreateSpace

ISBN-10: 1482082764
ISBN-13: 978-1482082760

Bibliografische Informationen der Deutschen Nationalbibliothek verzeichnet diese Publikation in der Deutschen Nationalbibliothek; detaillierte bibliographische Daten sind im Internet über http://dnb.d-nb.de abrufbar

Zum Gedenken an

Erich Künzel

.

Vorwort

Der vorliegende Studienführer soll nicht die bekannten Lehrbücher ersetzen, sondern möchte den Studierenden eine kompakte Lernhilfe bzw. ein Repetitorium für die Histologie und Embryologie an die Hand geben. Nur in begründeten Fällen wird die gültige Nomenklatur mit anderen Begriffen ergänzt. Ganz einfache Schemata, zum Teil nach den Tafelbildern von Grau und Liebermann ausgeführt, ergänzen den Text. Originalabbildungen der histologischen und embryologischen Strukturen findet man in meinen Miniatlanten: Pictures of Histology bzw. Pictures of Embryology oder mit der Anatomie zusammen im Kompaktatlas der Haustiermorphologie. Insofern stellen diese Taschenbücher eine die sehr gute Ergänzung zu den Studienführer dar.

München, März 2015

Inhaltsverzeichnis

Histologie

Vorbemerkung

Das Lehrfach Histologie beschäftigt sich mit der Zytologie, das heißt mit dem Aufbau der Zelle und deren Feinstruktur, mit der Gewebelehre, die Histologie im engeren Sinne, und mit der mikroskopischen Anatomie, das heißt dem histologischen Aufbau verschiedener Organe. Dementsprechend ist auch der Histologiekurs gegliedert. Hier werden beispielhaft 95 Präparate besprochen, die auch in der Histologieprüfung vorkommen können. Dabei werden zwei Präparate gezogen, für die man etwa 10-15 Minuten Vorbereitungszeit hat. Das erste Präparat ist für die allgemeine Histologie, also zur Zell- und Gewebelehre, das zweite Präparat zur mikroskopischen Anatomie. In der Vorbereitungszeit sollte man die Präparate zunächst mit bloßem Auge anschauen und eine erste Diagnose stellen (dabei sollen die folgenden Beschreibungen helfen), dann mit der schwachen Vergrößerung beginnend mikroskopieren, typische Strukturen in einer kleinen farbigen Skizze (und in den richtigen Farben, damit man das Verständnis der elektiven Färbungen demonstriert!) darstellen. Nun möglichst die richtige Diagnose stellen und die dazugehörigen Themen und eventuelle Differentialdiagnosen geistig vorbereiten. Für alle Präparate sollte man folgende Fragen beantworten können: Was zeigt der Schnitt, wie und warum ist er gefärbt, wie stellt man ihn her? Zusätzlich können bei der Histologie- und auch der Embryologieprüfung mikroskopische und elektronenmikroskopische Aufnahmen besprochen werden.

Clemens Knospe

Das Zytologiepräparat

1. Mitose, Zwiebelwurzel, HE

Präparat: ein oder zwei schwach violett gefärbte Stränge, zur Spitze hin dunkler.

Themen: Zellzyklus, Mitose, Zentriol, Zellkern, Chromosomen, Plasmalemm, Zellwand, Zellorganelle und ihre Feinstruktur.

Bei der HE-Färbung wird der Zellkern basophil blau und das Zytoplasma und die Interzellularsubstanz rosa gefärbt. Da hier Pflanzenzellen vorliegen, gibt es Zellwände. Der Zellzyklus umfaßt die zyklischen Vorgänge der Interphase von Zellen vor ihrer Teilung: dabei ist G_1 die Preduplikationphase, die von den meisten Nerven- und Muskelzellen nie verlassen wird (Ro). Überschreiten die Zellen den Restriktionspunkt (R) kommt es zur Mitose, die mit der Synthesephase (S) beginnt. Dabei wird innerhalb von 6-8 Stunden die DNA der Chromosomen zu je zwei Chromatiden repliziert und das Zentriol verdoppelt. G_2 ist die Postduplikationphase, die etwa 1-2 Stunden dauert. Die folgende Mitose dauert 30-90 Minuten und wird in mehrere Phasen unterteilt: die Prophase mit der Entdifferenzierung der Zellen, der Spiralisierung der Chromosomen und der Bildung des Spindelapparats; die Prometaphase mit der Auflösung der Kernmembran und der polaren Anordnung der Spindeln; die Metaphase mit der Anordnung der Chromosomen mit ihrem Zentromer in der Äquatorialebene (Monasterbildung); die Anaphase mit der Teilung der Zentromere und dem Auseinanderweichen der Chromatiden durch die Spindelverkürzung (Diasterbildung); die Telophase mit der Wieder-kondensierung der Chromosomen an den Zellpolen und der Wiederbildung der Kernmembran, Nukleoli und schließlich die Zytokinese mit der Teilung der Zelle. Im Kern liegt die DNA um bestimmte Histone gewickelt als Nukleosom vor. Viele dieser Nukleosome bilden die Chromatinfasern, die als Euchromatin im Interphasekern sichtbar sind. Aufgewickelte Chro-matinfasern stellen das histologisch gut färbbare Heterochromatin dar. Erst bei der Mitose verdichtet sich dies weiter zu den sichtbaren Chromosomen.

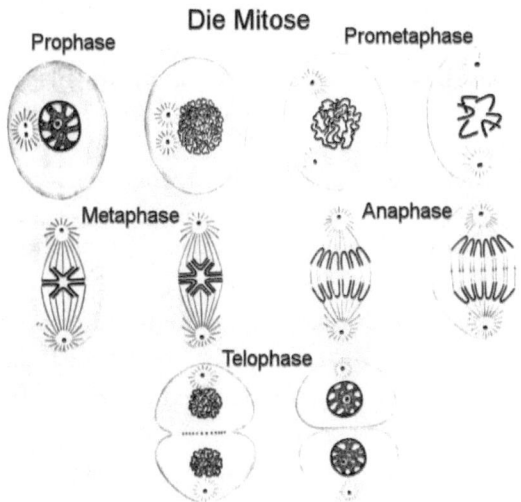

Die Mitose

Prophase Prometaphase

Metaphase Anaphase

Telophase

Die Präparate zur Histologie

2. Einschichtiges, isoprimatisches Epithel, Schilddrüse, Sw., Goldner

Präparat: bogenförmig, rot, braun, blau

Differentialdiagnose: andere Drüsen

Themen: Epithelgewebe, Einteilung, Basallamina, basale, laterale und apikale Strukturen, Organelle, Exozytose, Endozytose, ER, Golgiapparat, Lysosomen.

Die Goldner-Färbung ist eine Trichromfärbung, bei der die Kerne braun, das Zytoplasma rot und die Fasern grün gefärbt sind. In den Follikeln der Schilddrüse kommt einschichtiges, isoprismatisches Epithel auf einer Basalmembran (Lamina rara, -densa, -reticularis) vor. Die Kerne liegen zentral in den Zellen, die an der Oberfläche Mikrovilli (Membranfortsätze mit Mikrofilamenten) und seitlich Zellverbindungen, wie Interdigitationen und Schlußleisten (Zonulae et Maculae occludens, adhaerens) besitzen. Im Lumen der Follikel liegt das Thyreoglobulin, das vom rER und Golgiapparat gebildet und über Sekretvesikel in das Lumen gelangt. In der Resorptionsphase gelangen Enzyme ins Lumen und das Sekret wird durch Endozytose wieder auf genommen, durch Lysosomen aufgeschlossen und an die interstitiellen Kapillaren abgegeben.

3. mehrreihiges, hochprismatisches Epithel, Nebenhoden, Rd, Eisen-Hämatoxylin

Präparat: rundlich-ovaler dunkel schwarzbrauner Schnitt ohne Lumen

Themen: wie vor und Zytoskelett, Cilien, Stereocilien, Plasmalemm, Ribosomen, Mitochondrien, Phagozytose, Pinozytose. Bei einem mehr-reihigen Epithel erreichen alle Zellen die Basallamina, die Kerne liegen aber in unterschiedlichen Ebenen und die Zellen erreichen nicht alle die Oberfläche. Die Zelloberflächen zeigen Stereocilien und Zeichen der Endozytose. Vereinzeln kommen Makrophagen vor.

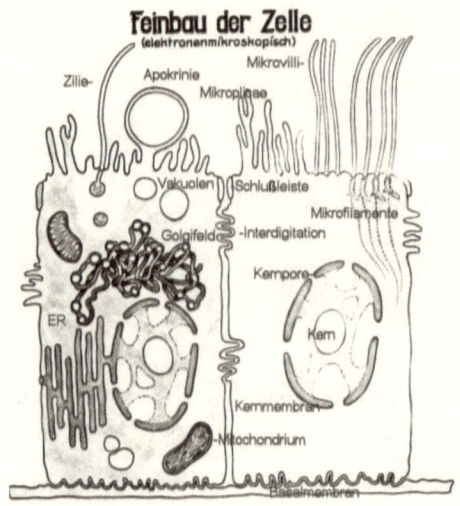

4. mehrschichtiges, verhorntes Plattenepithel, Sohlenballen, Ktz., HE

Präparat: kleine, gebogene Struktur

Differentialdiagnose: andere Hautpräparate, hier aber ohne Haare!

Themen: Hautschichten, Epidermisschichten, Verhornung, Duftdrüsen

Der Sohlenballen trägt dicke, unbehaarte Leistenhaut mit einem gut ausgebildeten Papillarkörper (Corium) und reichlich Fettläppchen in der Subkutis. Die Epidermis zeigt an solchen Stellen deutlich typische Schichten des mehrschichtigen, verhornenden Plattenepithels der Haut mit:

Stratum basale, -spinosum, -granulosum, -lucidum, -corneum. Die Verhornung ist weiche Verhornung durch Verdämmerung der keratinhaltigen Zellen; die Keratohyalingranula stellen den 'Klebstoff' für die Keratinfilamente dar. Im Stratum lucidum erfolgt die Verhornung, so ist die oberste Schicht totes Material aus Hornschüppchen. Durch diese Schichten laufen die Mündungen von ekkrinen Duftdrüsen, die ohne Haare münden. Die Hauptzellen sind die keratinbildenden Keratinozyten, daneben kommen Makrophagen (Langerhanszellen), Pigmentbildner (Melanozyten) und Sinneszellen (Merkelzellen) vor.

Epidermis

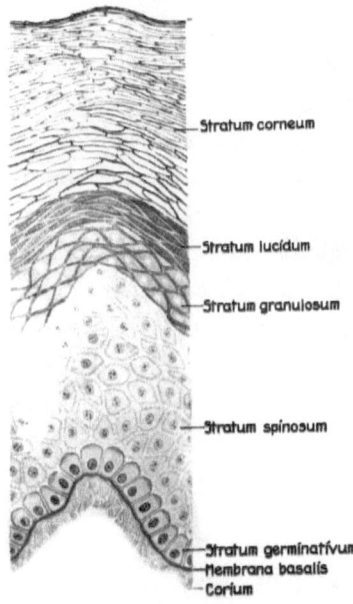

Stratum corneum

Stratum lucidum

Stratum granulosum

Stratum spinosum

Stratum germinativum
Membrana basalis
Corium

5. Lockeres Bindegewebe, HE und Resorcinfuchsin

Präparat: 2 unregelmäßig rechteckige Schnitte, Einer rotviolett, der Andere grauviolett

Differentialdiagnose: sieht auf den ersten Blick dem Präparat Nr. 11 ähnlich

Themen: Bindegewebsarten, Bindegewebszellen, Bindegewebsfasern, Grundsubstanz.

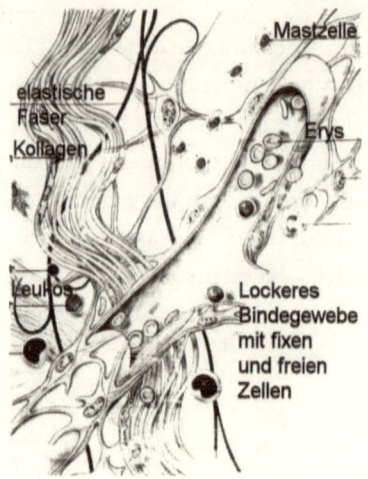

Ein Gewebe ist eine Ansammlung von Zellen und zugehöriger Inter-zellularsubstanz mit besonderer Spezialisierung. Die vier Grundgewebsarten sind das Epithel-, Binde-, Muskel-, und Nervengewebe. Zu den Binde- und Stützgeweben gehören das Mesenchym, lockeres, unregelmäßig straffes-, geordnetes straffes- und retikuläres Bindegewebe, Fettgewebe, Knorpel-gewebe und Knochengewebe. Fixe Bindegewebszellen sind die Fibrozyten (oder aktivierte Fibroblasten), Myofibroblasten, Retikulumzellen (binde-gewebige) und Fettzellen. Daneben kommen mobile Zellen wie Perizyten, Mastzellen, Histiozyten, Melanozyten, Blutzellen und Plasmazellen im Bindegewebe vor. Die Fibroblasten produzieren auch Bindegewebsfasern, wie kollagene, elastische und retikuläre Fasern, und Grundsubstanz aus Glykosaminoglykanen und Proteoglykanen. Der zweite, resorcinfuchsin-gefärbte Schnitt stellt die elastischen Fasern dunkel dar.

6. Straffes Bindegewebe, Sehne, längs und quer, HE

Präparat: zwei große, rote Stränge

Themen: straffes Bindegewebe, Vorkommen, Aufbau, -Eigenschaften, Fibrozyten, Kollagen

Straffes, geordnetes Bindegewebe kommt in Sehnen und Bändern vor, dabei sind zwischen je zwei Reihen von Fibrozyten (Flügelzellen) parallel angeordnete Lagen von kollagenen, elastischen oder gemischten Faserzügen vorhanden, die ein Primärbündel bilden. Mehrere Primärbündel werden von mehr lockerem, gefäßhaltigen Bindegewebe, dem Peritendineum

(Peritenonium), als Sekundärbündel umfaßt. Viele dieser Bündel machen eine Sehne aus, die vom Epitendineum (Epitenonium) ummantelt ist. Die Flügelzellen produzieren intrazellulär zum Beispiel das Prokollagen, das sich extrazellulär zu überlappenden helikal angeordneten Fibrillen und gebündelt als Faser formiert. Im Bindegewebe und Knochen kommt vorwiegend Typ I Kollagen vor.

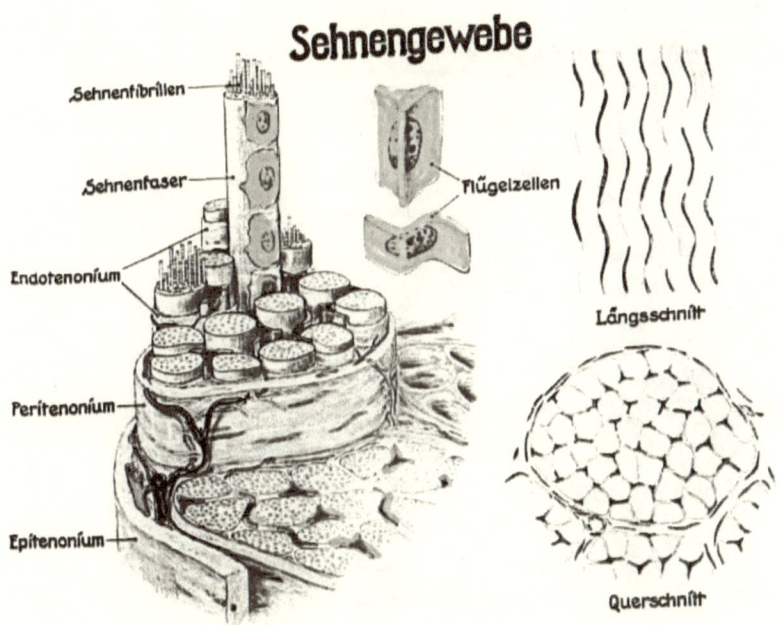

7. Hyaliner Knorpel, HE

Präparat: rechteckiger Strang, beide Längsseiten dunkelrot, innen blaurot

Differentialdiagnose: Nr. 12 -ist aber gleichmäßig gefärbt! 82/83 - aber andere Struktur!

Themen: Knorpelarten, Komponenten, Aufbau, Wachstum

Knorpel ist eine gefäßfreies, bradytrophes Gewebe mit Chondroblasten und Chondrozyten, eingebaut in einer glykosaminoglykan- und faserhaltigen Matrix. Im hyalinen Knorpel der Gelenke, Nase, Larynx und Trachea sind die Fasern vom Typ 2 Kollagen im Territorium und Interterritorium durch die basophile Grundsubstanz maskiert, beim Faserknorpel und elastischen Knorpel der Ohrmuschel und des Kehldeckels nicht. Das Wachstum erfolgt appositionell vom Perichondrium aus, oder interstitiell in isogenen Zellgruppen, Chondronen, in den Lakunen der Grundsubstanz, umgeben von einer stärker basophilen Kapsel.

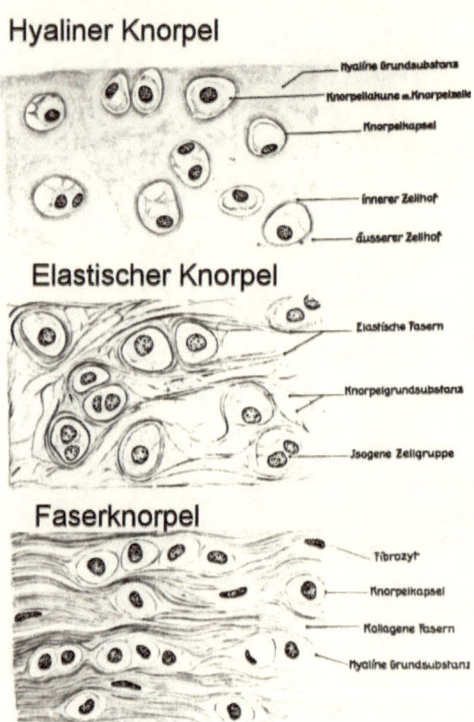

8. Desmale Ossifikation, Scheitelbein, Hd., HE

Präparat: schmaler, gebogener, roter Strang mit wolkigen Innenstrukturen

Differentialdiagnose: Nr. 33 hat blaugrüne Innenstrukturen!

Themen: desmale Ossifikation, Geflecht- und Lamellenknochen

Bei der desmalen Ossifikation wandeln sich direkt aus dem Periost Vorläuferzellen in Osteoblasten um und bilden ohne Knorpelvorstufe Geflechtknochen mit unregelmäßigen Knochenbälkchen, die später zu Lamellenknochen umgewandelt werden.

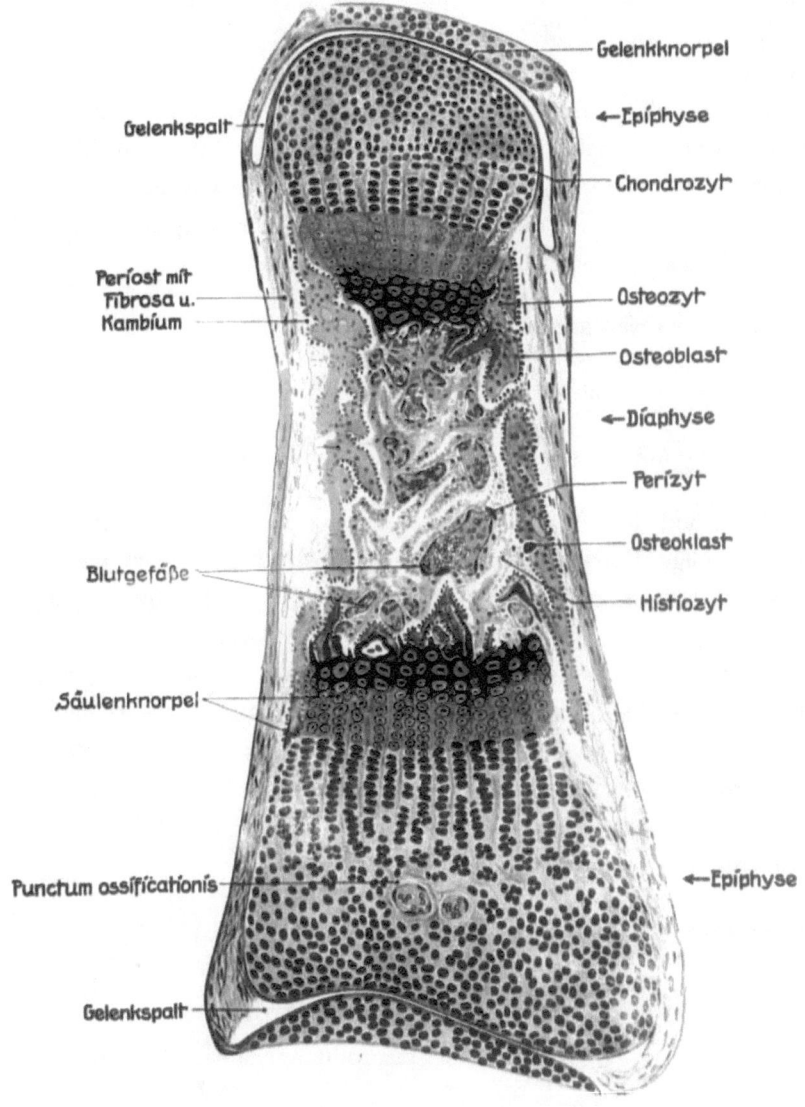

Dort liegen in regelmäßigen Lamellen geordnet die Osteozyten in Lakunen der Matrix aus Hydroxylapatit und geordneten Kollagenfasern. Untereinander haben die Osteozyten über lange Ausläufer in den Kanälchen (Canaliculi ossei) der Matrix Kontakt. Mehrere Speziallamellen um ein Haversches Gefäß bilden ein Osteon. Zwischen diesen liegen Reste abgebauter Osteone als Schaltlamellen, abgegrenzt durch die Zementlinien. Die Haversche Gefäße werden durch querlaufendeVolkmansche Gefäße versorgt. Außen und innen liegen die Grundlamellen vor, die innen in die Spongiosa des Knochen übergehen. An der Innenseite liegen in den How-shipschen-Lakunen mehrkernigen Riesenzellen, die Osteoklasten.

9. Chondrale Ossifikation, Pfote, Ktz., Goldner

Präparat: graugrüne kleine Pfote

Themen: chondrale Ossifikation, Geflecht- und Lamellenknochen

Bei der chondralen Ossifikation wird der Knochen (Ersatzknochen) über eine knorplige Vorstufe gebildet. Dabei wird außen eine perichondrale Knochenmanschette gebildet, während in den Körper der Knorpelvorstufe Gefäße einsprossen und Osteoblasten und Osteoklasten in dieses primäre Verknöcherungszentrum bringen. Von den Epiphysen her ordnet sich die Chondrone säulenförmig in Richtung dieser Zentren an, degenerieren, verkalken und werden schließlich von Chondroklasten in der Er-öffnungszone aufgebrochen. Reste der Knorpelsubstanz dienen den Osteoblasten als Ansatz. Der primäre Geflechtknochen, der so entsteht, wird später in Lamellenknochen umgewandelt.

10. Kompakter Knochen, Schmorl

Präparat: kleiner brauner Ring mit zarten Innenstrukturen

Differentialdiagnose: Nr. 65 -ist aber blaurot mit gefaltetem Lumen!

Themen: Aufbau Lamellenknochen, Osteon (siehe oben)

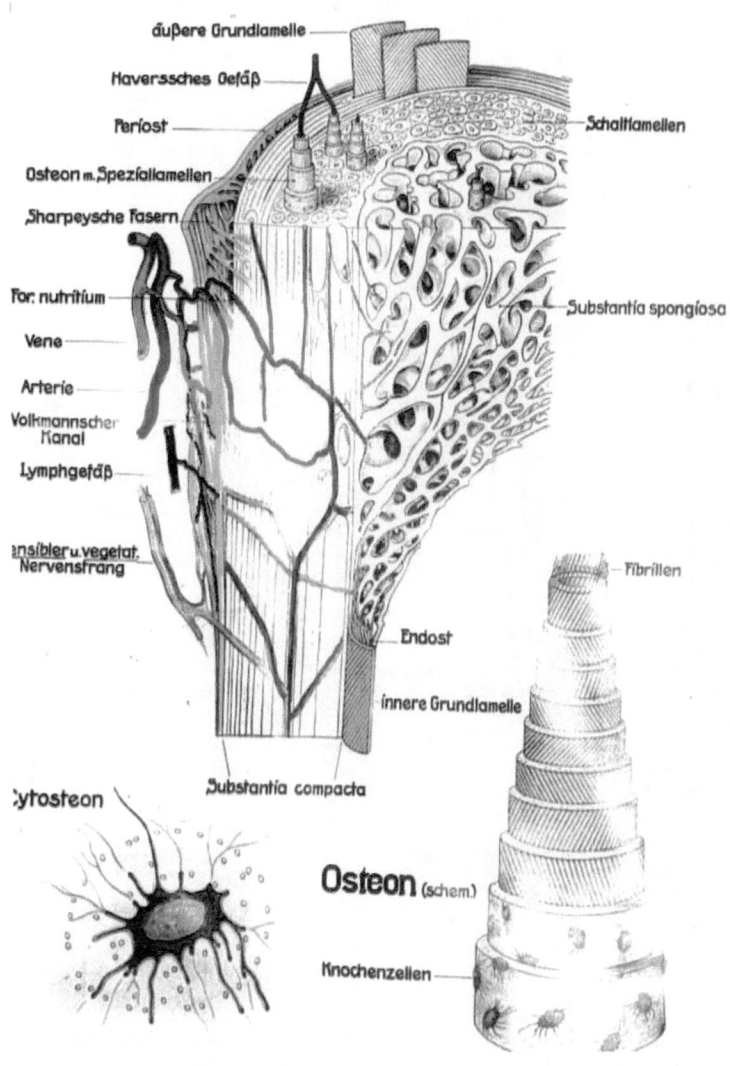

äußere Grundlamelle

Haverssches Gefäß

Periost

Osteon m. Speziallamellen

Sharpeysche Fasern

For. nutritium

Vene

Arterie

Volkmannscher Kanal

Lymphgefäß

ensibler u. vegetat. Nervenstrang

Schaltlamellen

Substantia spongiosa

Fibrillen

Endost

innere Grundlamelle

Substantia compacta

Cytosteon

Osteon (schem)

Knochenzellen

11. Skelettmuskulatur, längs u. quer, Goldner

Präparat: zwei rotbraune, rechteckige Strukturen Differentialdiagnose: Nr. 7 aber andere Farbe!

Themen: quergestreifte Muskulatur, Feinstruktur, Streifung, Sarkomer.

Ein Muskel ist vom bindegwebigen Epimysium bedeckt und besteht aus

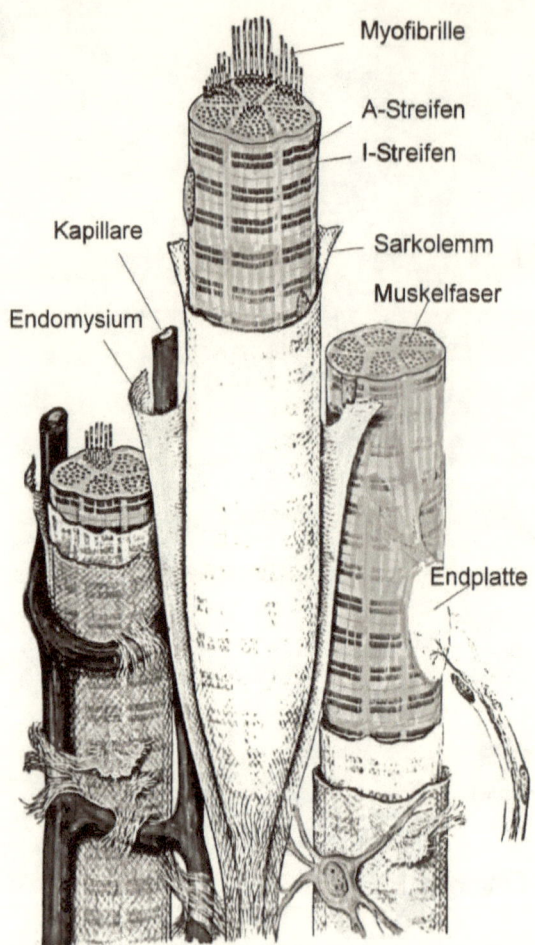

vielen Muskelfaszikeln, vom Perimysium abgegrenzt. In den Faszikel liegen Muskelfasern vom Endomysium umgeben. Da die Myozyten der Skelett-muskulatur mehrere Zentimeter lang und bis über 100 μm dick sein können, werden sie Muskelfasern genannt. Hunderte Kerne liegen peripher, während die kontraktilen Filamente hochgeordnet als Myofibrillen im Inneren liegen und so die Querstreifung erzeugen. Zwischen zwei Z-Streifen (Verbindung der Aktinfilmente) liegt ein Sarkomer mit A (Aktin und Myosin)- und I-Streifen (nur Aktin). Im A-Streifen ist zentral das H-Band nur mit Myosin und seiner Verbindung (M-Linie) sichtbar. Das Sarkolemm hat außen T-förmige Einsenkungen, die mit den L-Zisternen des sarkoplasmatischen Retikulums der Speicherung und Verteilung der Ca-Ionen dienen.

12. Glatte Muskulatur, längs und quer, Go (Darm)

Präparat: roter, geschichteter Strang, und kleiner, grüner Ring.

Themen: Vorkommen von glatter Muskulatur, Aufbau glatte Muskelzelle

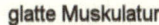

glatte Muskulatur

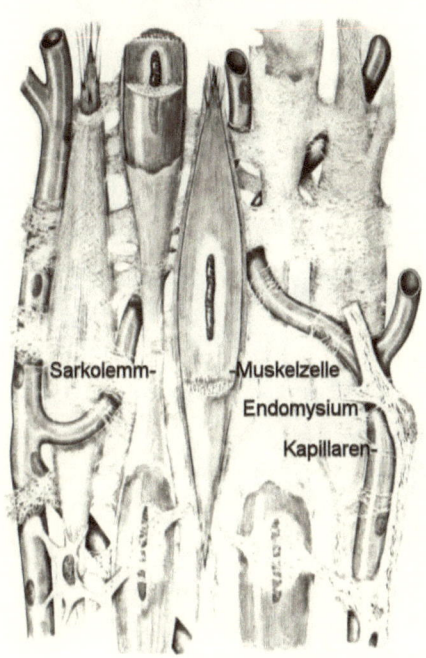

Glatte Muskulatur kommt in allen Organen und Gefäßen vor. Sie besteht aus spindelförmigen Zellen (bis 1 mm Länge) mit einem zentral gelegenen Kern (gebändert und korkenzieherartig, wenn kontrahiert) mit einem organellenreichen, perinukleären Raum und dem filamentreichen seitlichen Plasma. Die kontraktilen Filamente sind ungeordnet. Über Gap-Junctions sind die Zellen verbunden. Die Basallamina bildet außen das Sarkolemm.

13. Periphere Ganglienzellen, Rückenmark, Spinalganglion, Rd., HE

Präparat: rosa, rundliche Struktur mit zwei seitlichen Anhängen.

Differentialdiagnose: Uterus -der hat aber ein großes Lumen!

Themen: Spinalganglion, Nervenzelltypen, Aufbau Nervenzellen

Seitlich in der dorsalen Wurzel, liegen am Rückenmark die Spinalganglien mit pseudounipolaren Nervenzellen von Mantelzellen umgeben. Je nach Lesart besitzt in diesem Fall das Perikaryon zwei Neurite oder einen Neurit und einen Dendrit, die eng zusammenliegen. Das Perikaryon hat Ergastoplasma als Nissl-Schollen färbbar und einen großen, blaßen Kern mit deutlichem Nukleolus. Die Mantelzellen gehören zur peripheren Glia.

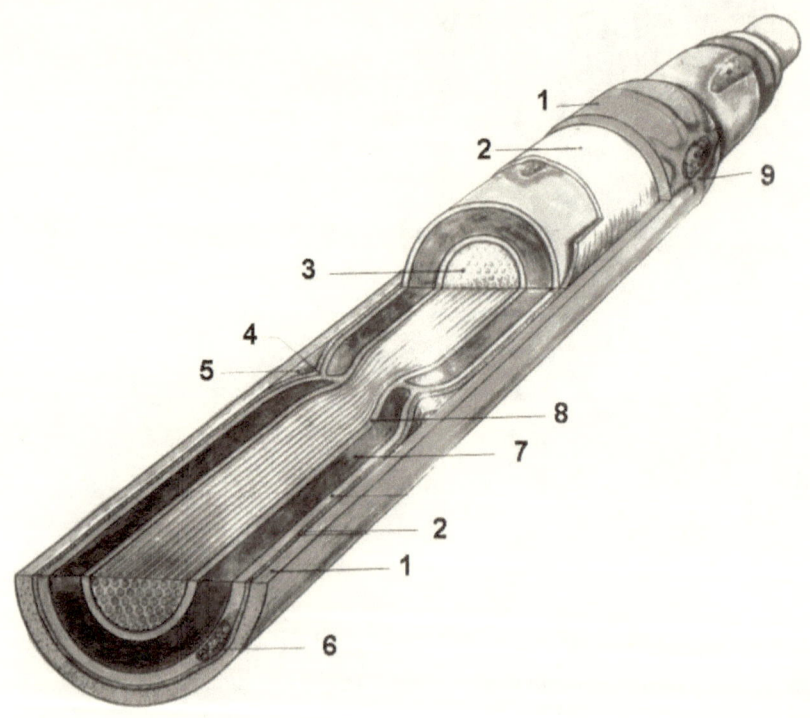

14. Peripherer, gemischter Nerv, Goldner

Präparat: zarter, blauer Zapfen mit dunklen Plättchen

Themen: peripherer Nerv, Hüllen, markhaltige, marklose Fasern

Der periphere Nerv besteht aus mehreren Faserbündeln, die außen vom Epineurium (grüngefärbtes Bindegewebe) umgeben sind. Ein Primärbündel besteht aus mehreren Nervenfasern, die in einem gefäßhaltigen Bindegewebe liegen (Endoneurium, 9) und außen vom Perineurium (Binde-gewebe + perineurales Epithel oder Neurothel) umgeben sind. Nerven-fasern sind Neurite (3), die in die Schwannsche Zellen (6) eingelagert sind, entweder ohne Myelinscheide (marklose, dünne Fasern) oder mit Myelinscheide (7, markhaltige Fasern, Axone), vom Bindegewebe durch eine besondere Basallamina abgegrenzt, die Endoneuralscheide (1, 2). Die Myelinscheide erscheint im Schnitt als bräunlicher Ring. Zwischen zwei Schwannschen Zellen entstehen Ranviersche Schnürringe (4, mit dem Perinodalraum 5), die man nur an Längsschnitten sehen kann. Neurolemm (8).

Mikroskopische Anatomie

Das Kardiovaskuläre System

15. Blutausstrich, Pfd. Pappenheim

Präparat: typischer Blutausstrich; Differentialdiagnose: Hühnerblut hat kernhaltige Erys!

Themen: Blutbestandteile, Blutzellen, Differentialdiagnose

Blut ist ein flüssiges Derivat des Mesenchyms (6-11% des Körpergewichts) mit einer flüssigen Komponente (Plasma 53% + ca. 1% Chylo-mikronenfraktion) und einer zellulären Komponente (45% rote und 1% weiße Blutkörperchen). Das Plasma besteht aus 92% Serum und 8% Protein (Fibrin). Die weißen Blutkörperchen sind die neutrophilen-, eosinophilen-, basophilen Granulozyten, die Monozyten und die Lymphozyten. Die Anteile sind tierartlich unterschiedlich, bei den Fleischfressern dominieren die die Neutrophilen, bei den Wiederkäuern die Lymphozyten. Neben reifen Blutkörperchen kommen außerdem unreife Vorstufen und die Blutplättchen vor.

16. Blutausstrich, Huhn, Pappenheim

Präparat: typischer Blutausstrich; Differentialdiagnose: Pferdeblut hat keine kernhaltigen Erys! Themen: Unterschiede zum Blut der Säuger

Der Vogel besitzt kernhaltige Erythrozyten, statt Blutplättchen Thrombozyten (Spindelzellen) und neutrophile Granulozyten (pseudo-eosinophile) mit roten Granula (Heterophile).

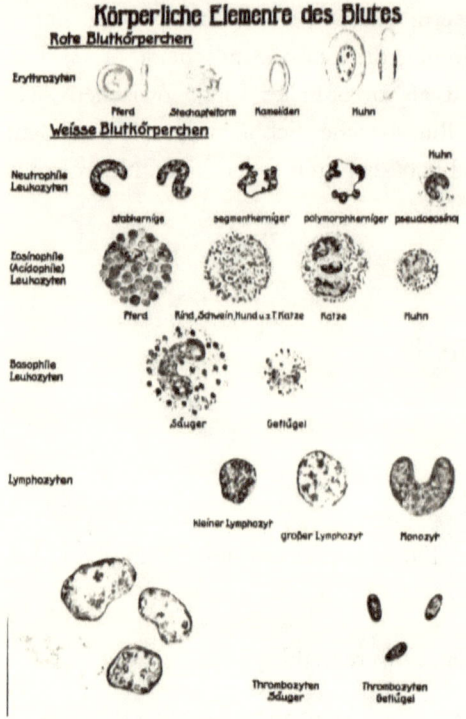

17. Arterie und Vene, HE

Präparat: rosa Strang mit den Gefäßquerschnitten

Themen: Gefäßaufbau, Wandschichten, Intima, Media, Adventitia

Blutgefäße haben einen dreischichtigen Bau: die Tunica interna (Intima) mit Endothel, Basallamina, einer subendothelialen Bindegewebsschicht mit mehr oder weniger elastischen Fasern als Elastica interna; die Tunica media (Media) mit Bindegewebe und mehr oder weniger glatter Muskulatur, Nervenfasern und Vasa vasorum; und die Tunica externa (Adventitia) aus lockerem Bindegewebe. Natürlich ist die Dicke und die Ausprägung der Komponenten je nach Gefäßtyp bzw. Gefäß sehr verschieden. Bei Arterien ist die Elastica interna stark und die Adventitia kann eine Elastica externa enthalten.

18. Blutkapillaren, Netz, Goldner

Präparat: deutliche blaugrüne Netzstruktur.

Themen: Netz, Aufbau, Fettgewebe, Kapillaren

Das Netz ist reich an Fettgewebe, Lymphozyten und Kapillaren, die Endothel mit Basallamina und außen etwas Bindegewebe mit Perizyten besitzen. Das Endothel kann eine geschlossene Tapete bilden (Gehirn), fenestriert (Darm) oder porös sein (Niere). In der Leber kommen erweiterte Kapillarräume als Sinusoide vor. Die Lymphozyten sind diffus verteilt oder als 'Milchflecken' lokal konzentriert. Seltner kommen auch Lymphfollikel vor.

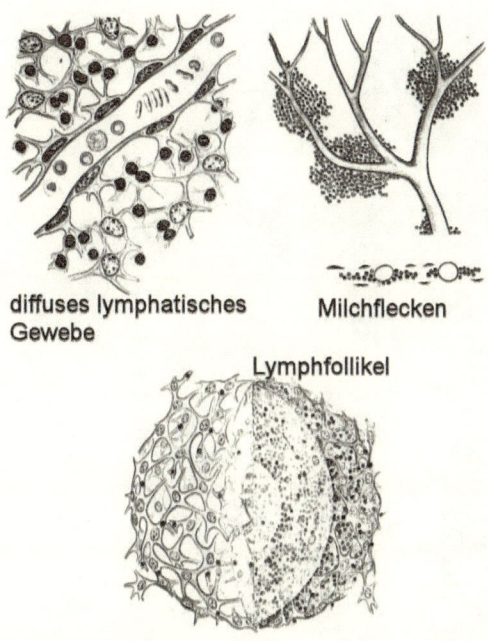

diffuses lymphatisches Gewebe

Milchflecken

Lymphfollikel

19. Herzmuskulatur, HE und 20. Purkinjefasern, Rd., HE

Präparat: großer, rechteckige Struktur

Differentialdiagnose: event. Nr. 7

Themen: Herzmuskulatur, Reizleitungssytem Herz, Amitose

Herzmuskelzellen sind quergestreift, aber kleiner, verzweigt (Anastomosen) und mit zentralem Kern. Die Enden bilden zu den jeweiligen Nachbarn zahlreiche Gap-Junktions (Disci intercalares) aus, die lichtmikroskopisch als Glanzstreifen sichtbar sind. Im Gegensatz zu den Triaden der Skelettmuskeln, kommen hier nur Dyaden vor. Spezialisierte Herz-muskelzellen mit viel Glykogen und wenig Myofilamenten bilden die Purkinjezellen zur Erregungsleitung. Sie sehen heller, blasig aus und zeigen oft Amitosen der Kerne (Kerndurchschnürung ohne Chromosomenteilung und Zytokinese).

Herzmuskulatur

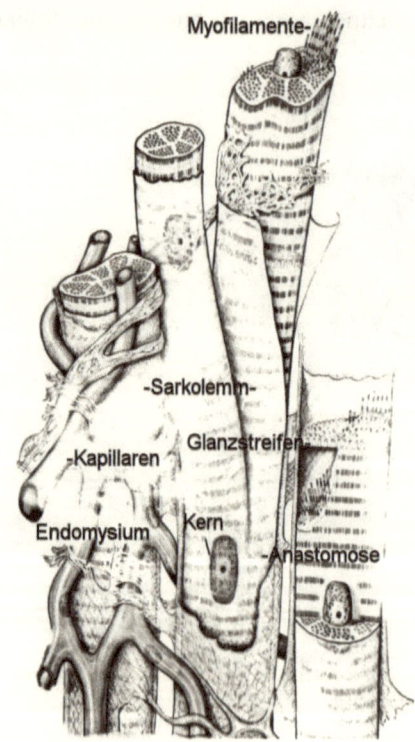

21. Tonsille, Hd, HE

Präparat: kleine Mandel blaurot, Grube und rosa Gewebe umgeben

Differentialdiagnose: 89 -aber ohne Grube, 81 aber abgeschlossenes

Lumen!

Themen: Aufbau Mandeln, Lymphozyten, Einteilung der lymphatischen Organe

Mandel gehören zu den lymphoepithelialen Organen. Sie besitzen alle eine Kapsel, muköse oder gemischte Drüsen in der Umgebung und zum Oberflächenepithel hin ausgerichtete Lymphfollikel. Die Gaumenmandel des Hundes ist eine Grubenmandel. Die Follikel sind als Sekundärknötchen mit einem hellen Reaktionszentrum und einem dunkeln Ring aus Lymphozyten aufgebaut. Die Schleimhaut kann glatt sein oder Krypten besitzen, wobei das Epithel von Lymphozyten durchwandert ist.

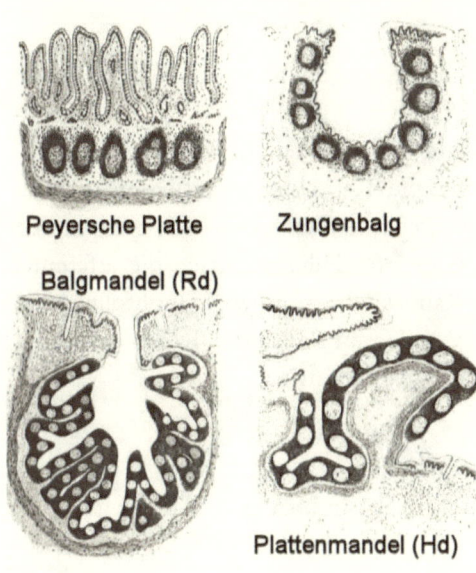

Peyersche Platte   **Zungenbalg**

Balgmandel (Rd)

Plattenmandel (Hd)

22. Thymus, HE

Präparat: große, unregelmäßig rundliche blaurote Struktur mit hellroten Kernen

Differentialdiagnose: 24- aber größer und mehr hellere Bezirke

Themen: Thymusaufbau, Einteilung lymphatischer Organe

Auch der Thymus gehört zu den lymphoepithelialen Organen. Von der Kapsel ziehen Trabekel ins Innere und gliedert so zusammenhängende Pseudoläppchen mit Mark und Rinde ab. Die Rinde besteht aus einem epithelialen Retikulum mit T-Lymphozyten. Flache Epithelzellen bilden die Blut-Thymus-Schranke. Die Medulla hat größere Epithelzellen, Makrophagen, interdigitierende Zellen und Thymuskörperchen (Hassall) mit einem oft verkalkten Detritus im Zentrum.

23. Buglymphknoten, Rd., HE

Präparat: blaurote, platt nierenähnliche Struktur

Differentialdiagnose: 24 aber strukturierter und 53 aber wirklich nierenförmig!

Themen: Aufbau Lymphknoten

Lymphknoten sind lymphoretikuläre Organe, da ihr Grundgesrüst eine retikuläres Bindegewebe ist. Durch die Kapsel treten afferente Lymphgefäße in den Randsinus der Rinde. Der Intermediärsinus die Lymphe über den Paracortex bis ins den Marksinus. Am Hilus verlassen die efferenten Gefäße den Lymphknoten. Zum Randsinus hin liegen Lymphfollikel und Makrophagen. Die postkapillären Venulen im Paracortex haben aktiviertes, kubisches Endothel für den Lymphozytendurchtritt.

24. Lymphknoten, Sw., HE

Präparat: große, rundliche Struktur mit hell- und blauroten Strängen

Differentialdiagnose: wie vor

Themen: Bau inverser Lymphknoten

Der Schweinelymphknoten besitzt zum Hilus hin die afferenten Gefäße; entsprechend sind die Mark, Rindenverhältnisse mit der Lage der Lymphfollikel modifiziert.

25. Milz, Hd., HE

Präparat: längsovaler, roter Strang mit dunkeln, blauroten Strukturen

Differentialdiagnose: andere lymphatische Organe

Themen: Aufbau Milz, weiße und rote Pulpa, Milzaufgaben

Die Milz ist ebenfalls ein lymphoretikuläres Organ. Die weiße Pulpa besteht im wesentlichen aus den Lymphfollikeln und den periarteriellen lymphatischen Scheiden (PALS). Wobei letztere das T-Zellgebiet darstellen. Die rote Pulpa besteht aus Sinus und den Milzhülsen, die um die Auswanderungskapillaren der roten Blutkörperchen liegen. Sie sind reicht an Makrophagen, die der Blutmauserung dienen. Außen liegt die Kapsel von der nach innen die Trabekel ins Innere ragen, beides reich an glatter Muskulatur. Die Trabekel enthalten Trabekelgefäße, deren Wand reduziert ist.

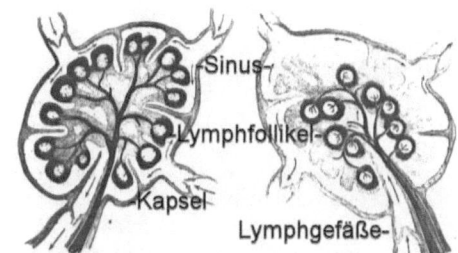

Lymphknoten Hund Lymphknoten Schwein

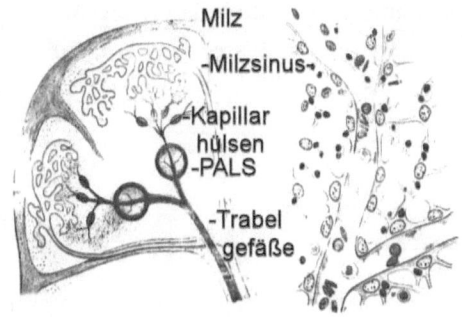

Der Atmungsapparat

26. Epiglottis, Kalb, Hämalaun-Orcein

Präparat: dreieckig, grauviolett mit rötlichen Strukturen

Differentialdiagnose: Lippe

Themen: Bau Epiglottis, elastischer Knorpel, respiratorische Schleimhaut (siehe Nr. 7 und 27).

27. Kehlkopf, junger Hd., HE

Präparat: Rohr im Längsschnitt

Themen: Kehlkopfbau, Schleimhaut, Knorpel

Typisch der Kehlkopf mit dem elastischen Kehldeckelknorpel und dem hyalinen Schildknorpel. Die Schleimhaut ist kutane oder respiratorische Schleimhaut. Quergestreifte Kehlkopfmuskulatur.

28. Trachea, Hd., HE

Präparat: kleiner, dünner Querschnitt mit großen Lumen

Differentialdiagnose: andere Hohlorgane

Themen: Aufbau Trachea, Knorpel, Drüsen, Schleimhaut

Respiratorische Schleimhaut mit mehrreihig, hochprismatischem Epithel mit Flimmerzellen, Becherzellen und Basalzellen. Unter der Basallamina eine fibroelastische Membran, Drüsen und glatte Muskulatur; die Mittelschicht mit hyalinen Knorpelringen, bzw. interannuläres Gewebe; außen entweder Adventitia (Halsteil) oder Serosa (Brustteil).

29. Lunge, Sw., HE

Präparat: rosa, schwammiger Bogen

Differentialdiagnose: Drüsen

Themen: Aufbau Lunge, Bronchi, Bronchioli, Verteilung von Drüsen und Muskulatur

Der Schnitt zeigt Alveolen am Ductus alveolaris mit Kapillaren, einer Basallamina und Pneumozyten I und II; Bronchi mit respiratorischer Schleimhaut, Knorpelscherben, glatter Muskulatur und Drüsen; Bronchioli ohne Knorpel.

30. Lunge, Kalb, Kernechtrot-Resorcinfuchsin

Präparat: dunkler schwammiger Schnitt

Differentialdiagnose: wie vor

Themen: wie vor und Alveolenbau, Darstellung der elastische Fasern

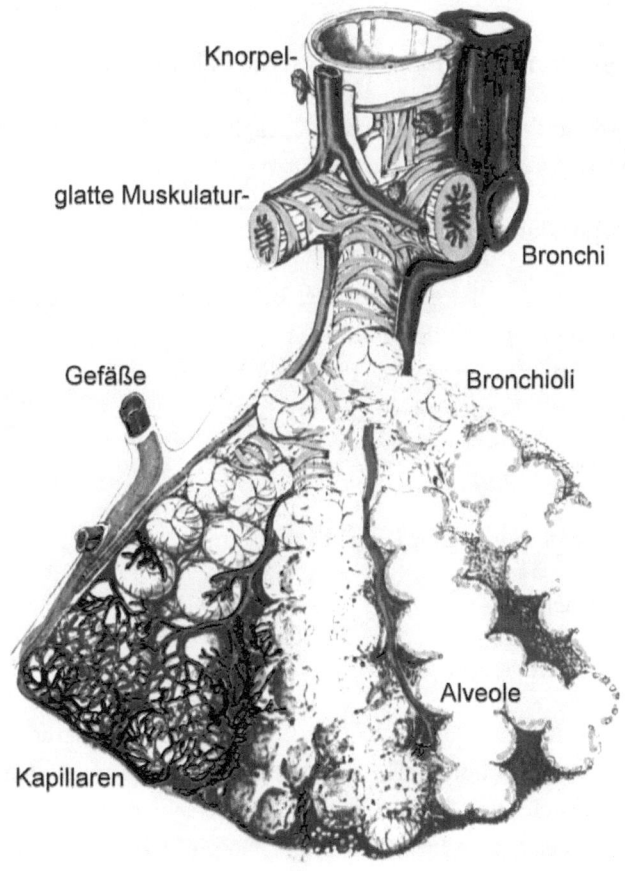

Knorpel-

glatte Muskulatur-

Bronchi

Gefäße

Bronchioli

Alveole

Kapillaren

31. Lunge, Wachtel, HE

Präparat: kleiner, hellroter, schwammiger Schnitt

Differentialdiagnose: Drüsen

Themen: Unterschiede Vogellunge, Parabronchen

Verschiedene Ordnungen von Bronchen mit Verbindung zu den Luftsäcken; die Parabronchen mit Atrien und Lungenkapillaren; Schleimhaut mit Plattenepithel, glatter Muskulatur und elastischen Fasern.

Der Verdauungsapparat

32. Lippe, Pfd., HE

Präparat: große, lippenförmige Struktur, innen rot mit blaurotem Rand

Differentialdiagnose: andere Hautpräparate, hier aber Übergang kutane Schleimhaut-Haut!

Themen: Aufbau Lippe, kutane Schleimhaut

An der Lippen hat man den Übergang von der behaarten Haut (außen) zur kutanen Schleimhaut der Mundhöhle. Grundlage ist quergesteifte Facialismuskulatur und Bindegewebe. Pigmentierungen und besondere Gefäßnetze markieren das Lippenrot.

33. Lyssa, Zunge, Hd., Goldner

Präparat: blauroter Strang mit grüner Kugel in der Mitte

Differentialdiagnose: siehe 8

Themen: Aufbau Zunge, Lyssa

Zunge mit verhornter, kutaner Schleimhaut auf einem guten Papillarkörper (hier blau gefärbt), mechanische Papillen, quergestreifte Zungenmuskulatur in Längs- und Querschnitte entsprechend der verschiedenen Lagen. Ventromedian die gut gekapselte Lyssa mit Fettzellen und Längsmuskulatur als Teil des Zungenskeletts beim Hund.

34. Zahn, Kalb, HE

Präparat: sehr großer Schnitt mit dolchartiger Struktur

Themen: Zahnaufbau, Hartsubstanzen

Zahn in der Entwicklung mit den Hartsubstanzen. Schmelz wird vom Schmelzepithel des Zahnsäckchen gebildet. Dentin wird von den Odontoblasten gebildet, die die Zahnpulpa bedecken. Zement ist modifizierter Knochen, durch das Periodontium in der Alveole verankert.

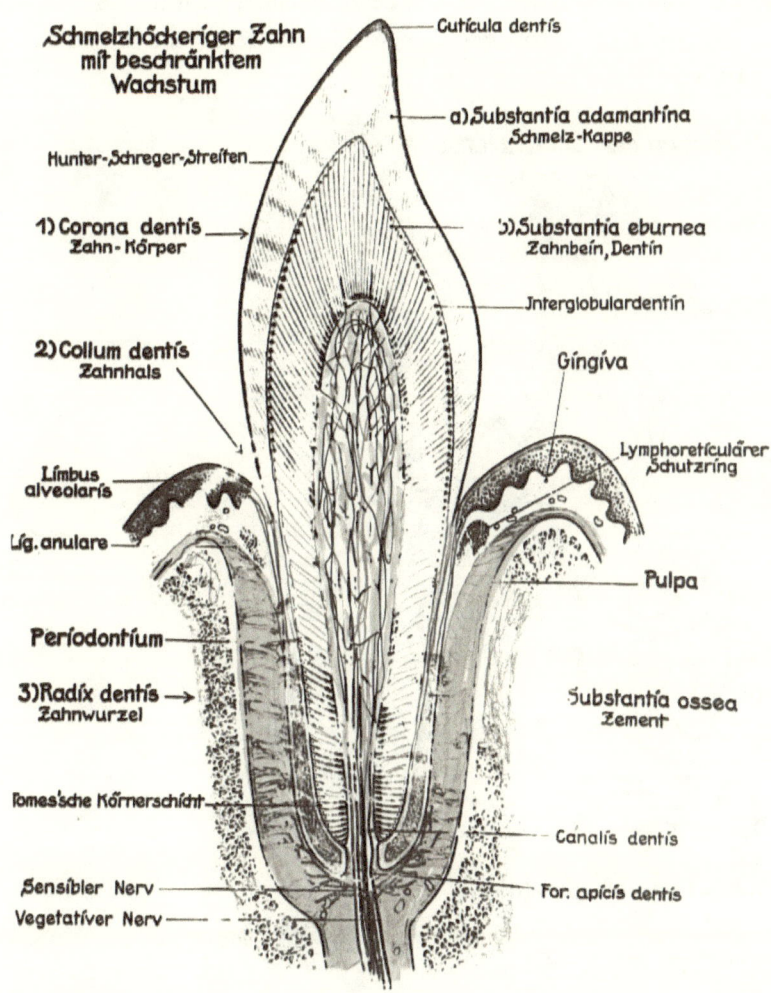

Schmelzhöckeriger Zahn mit beschränktem Wachstum

- Cuticula dentís
- a) Substantía adamantína, Schmelz-Kappe
- Hunter-,Schreger-,Streiten
- 1) Corona dentís, Zahn-Körper
- b) Substantía eburnea, Zahnbein, Dentín
- Jnterglobulardentín
- 2) Collum dentís, Zahnhals
- Gíngíva
- Lymphoretículärer Schutzring
- Límbus alveolarís
- Líg. anulare
- Pulpa
- Períodontíum
- 3) Radíx dentís, Zahnwurzel
- Substantía ossea, Zement
- Tomes'sche Körnerschícht
- Canalís dentís
- Sensíbler Nerv
- For. apícís dentís
- Vegetatíver Nerv

35. Gdl. parotis, Pfd., HE

Präparat: blaurotes Gewebestück durch helle Straßen aufgelockert

Differentialdiagnose: andere Drüsen

Themen: Aufbau Parotis, seröse Sekretion, Azinus

Die Parotis ist eine seröse Drüse. Unter der Kapsel zeigt sich typischer Läppchenbau. Die serösen Drüsenendstücke sind englumigen Azini mit acidophilen Zellen mit zentralem Kern. Tierartlich unterschiedlich kommen auch einige mukösen Zellen vor. Die Sekretableitung geht über Schalt- und Streifenstücke in die größeren Gänge. Neben den Azini liegen häufig Plasmazellen.

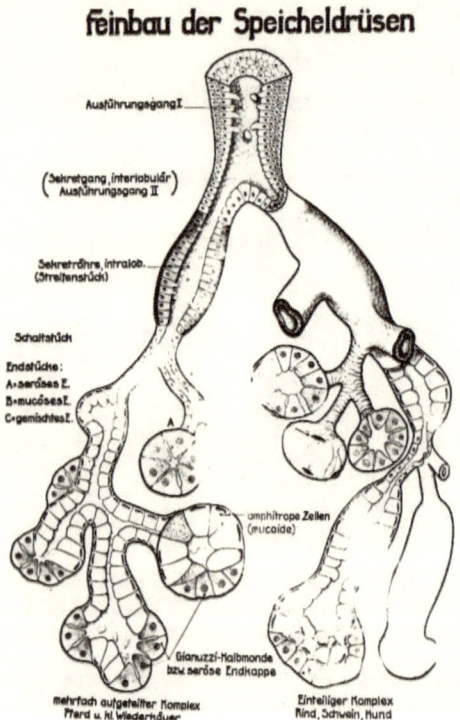

36. Gld. mandibularis, Hd, HE

Präparat: rot ovale Struktur

Differentialdiagnose: nicht mit Hoden verwechseln!

Themen: Gemischte Drüsen, muköse Sekretion

Kapsel, Läppchenbau, Bild einer gemischten Drüse -dh. muköse Endstücke mit weitem Lumen, schaumige wabigem Zytoplasma, basalem Kern und außen sitzen seröse Halbmonde. Die Drüse ist deshalb formal als zusammengesetzt tubuloalveolär einzustufen.

37. Ösophagus, Sw., HE

Präparat: typischer, ovaler Querschnitt mit gefaltetem Lumen

Differentialdiagnose: 67 - aber anderes Lumen mit Karunkel, 38 ist kleiner und dunkler!

Themen: Wandschichten Ösophagus, Drüsen, Muskulatur

Am Ösophagusquerschnitt lassen sich gut die typischen Schichten des Verdauungskanals studieren: Tunica mucosa mit Lamina epithelialis (ist beim Schwein unverhornt), -propria,- muscularis mucosae (fehlt im ersten Drittel beim Schwein), Tela submucosa je nach Tierart mit Schleimdrüsen (hier beim Schwein nur teilweise), Tunica muscularis mit innerer Zirkulär- und äußerer Längsschicht und die Tunica serosa oder Adventitia (im Halsbereich). In der Wand liegen auch Gefäß- und Nervenplexus und je nach Tierart setzt sich die quergestreifte Muskulatur des oberen Verdauungsapparates auf den Ösophagus fort.

38. Ösophagus, Huhn, HE

Präparat: ovaler , bläulicher Querschnitt mit gefaltetem Lumen

Differentialdiagnose: 37, 43 -ist aber größer und stärker rot gefärbt

Themen: Besonderheiten Ösophagus Huhn

39. Magen, Fundus, Ktz., Hämalaun-Kongorot

Präparat: karminroter Sack mit grauem Innensaum

Themen: Magenaufbau, Drüsenaufbau, Drüsenzellen, Mitochondrien

Der Magen hat die typischen Schichten des Verdauungsapparats, allerdings zeigt die Muskelschicht und die Schleimhaut Besonderheiten. Das einschichtige, hochprismatische Magenoberflächenepithel zeigt als Schleim-bildner Ähnlichkeiten mit Becherzellen. Es kleidet auch die Magengrübchen aus. An diese schließen sich die Magendrüsen der Propria an. Am

Drüsenisthmus sitzen die Nebenzellen (Schleim), tiefer im Drüsenschlauch die Belegzellen (HCl) und die Hauptzellen (Pepsinogen). Die Belegzellen sind reich an Mitochondrien, die Hauptzellen sind reich an Sekretgranula.

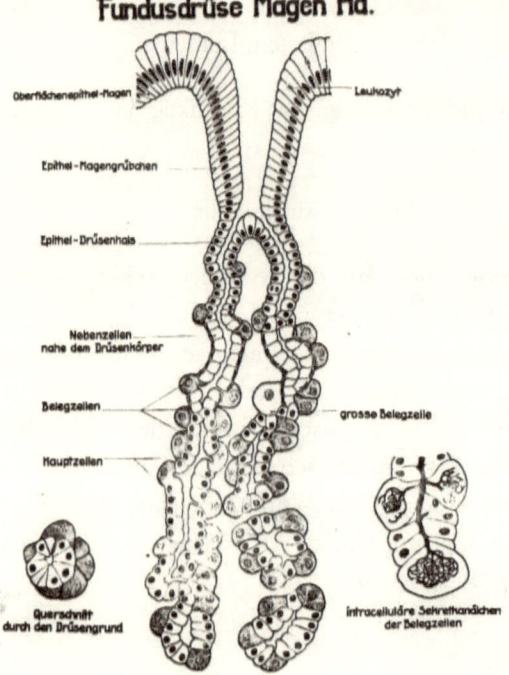

40. Pansen, Sf., HE

Präparat: halbkreisförmig, weinrot, mit Zottenbesatz

Differentialdiagnose: 41 ist braun gefärbt und besitzt eine hohe Leiste!

Themen: Pansenaufbau: Die Pansenschleimhaut besitzt Zotten und ist mit mehrschichtig, verhorntem Plattenepithel mit flachen Zellen und auf-gequollenen 'Wasserzellen' bedeckt. Die Lamina muscularis mucosae fehlt.

41. Netzmagen, Zg., van Gieson

Präparat: halbkreisförmig, braun mit Zotten und Leiste

Differentialdiagnose: siehe 40

Themen: Netzmagenbau

Die Haube zeigt neben den Zotten hohe Schleimhautleisten, die eine strangförmige Lamina muscularis mucosae besitzt.

42. Blättermagen, Sf., HE

Präparat: Fahne aus blauroten Fäden

Themen: Aufbau Blättermagen

Der Blättermagen besitzt verschieden große Lamellen mit einer dreischichtigen Muskeleinlagerung: zentral die Tunica muscularis und beiderseits außen die Lamina muscularis.

43. Duodenum, Sf. HE

Präparat: rosa Querschnitt mit blau gefalteter Innenauskleidung

Differentialdiagnose: andere lumenhaltige Querschnitte, besonders 38

Themen: Aufbau Dünndarm, Wandschichten, Besonderheiten

Die Dünndarmschleimhaut besitzt hohe Zotten und Falten. Das Epithel ist einsichtig-hochprismatisch und geht auch in die Darmkrypten hinein, an die sich beim Duodenum auch noch Schleimdrüsen anschließen (Brunnersche Drüsen). Neben den Enterozyten (Saumzellen) mit einem Bürstensaum aus Mikrovilli, liegen Becherzellen, Paneth-Zellen und endokrine Zellen.

44. Jejunum, Ktz, HE

Präparat: wie vor, aber größerer Querschnitt, größeres Lumen, nicht gefaltet.

45. Ileum, Zwergsw., HE

Präparat: gefaltetes Band mit roten, rosa und blauen Streifen

Themen: Darmmandeln, Darmübergange

Typischer Dünndarmbau, aber zusätzlich fallen Lymphnoduli aggregati (Peyersche Platten, siehe Abbildung beim Netz) auf.

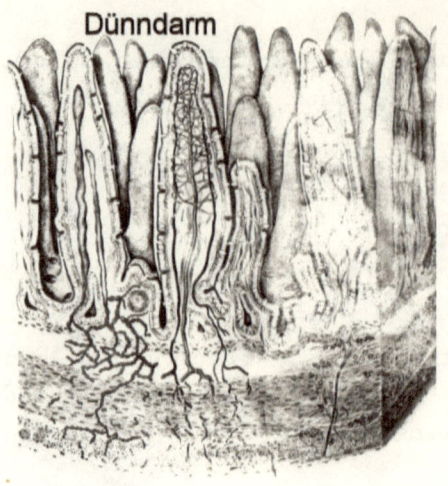

Dünndarm

46. Colon, Hd., HE

Präparat: rosa Querschnitt mit stark gefaltetem Lumen

Differentialdiagnose: 40, 41 aber unterschiedliches Lumen!

Themen: Dickdarm, Differentialdiagnose Darm

Der Dickdarm zeigt sehr viele Krypten aber keine Zotten und das Epithel ist reich an Becherzellen.

47. Drüsenmagen, Huhn, Goldner

Präparat: rotbrauner Rohrquerschnitt

Differentialdiagnose: 43, 46 Darmabschnitte mit anderer Farbe und Innenfaltung!

Themen: Besonderheiten Drüsenmagen, Vogel

Zentraler Raum mit gefalteter Drüsenschleimhaut und blättchenartigen Zotten; in der Submucosa liegen Läppchen mit den Magendrüsen, die aber einen einheitlichen Haupttyp von Drüsenzellen (oxzyntopeptische Zellen) besitzen.

48. Muskelmagen, Huhn, HE

Präparat: fast quadratischer, roter Schnitt mit gelbem und dunklem Rand

Themen: Besonderheiten Muskelmagen, Vogel

Starke Tunica muscularis, in der Schleimhaut Drüsenschläuche, die die keratinoide Schicht der Oberfläche (gelb) bilden, die an der Oberfläche als Schutzschicht erstarrt.

49. Leber, Sw., Goldner

Präparat: kleiner, rechteckiger, dunkelroter Schnitt

Differentialdiagnose: andere rechteckige Schnitte wie 50

Themen: Aufbau Leberläppchen, Lebertrias, Lebergefäße

Die Leber ist aus polyedrischen Leberläppchen (klassische) aufgebaut, die zentral eine Vene besitzen. Diese wird von den sublobulären Venen entsorgt. Außen sind die Läppchen von Bindegewebe umgeben, in den Zwickeln mit einer Trias aus A., V. und Ductus interlobulares. Aus den Gefäßen gelangt das Blut in die Sinusoide zwischen die Leberzellbalken des Läppchens und strömt zur Zentralvene. Die Sinusoide sind mit lückenhaften Endothel ausgekleidet (ohne Basallamina), die zu den Leberzellen hin den Disséschen Raum bilden. Am Lumen sitzten auch Makrophagen und die Kupfferschen Zellen. Zwischen den Hepatozyten der Balken liegen die Gallekapillaren.

50. Leber, Hd., HE

Präparat: größerer rosa, rechteckiger Schnitt

Differentialdiagnose: wie vor, aber größer und heller

Themen: wie vor und Hepatozyten, Gallengänge

51. Gallenblase, Rd., Goldner

Präparat: grünes Band mit feinem blauen Rand

Themen: Aufbau Gallenblase, Wand und Epithel

Die Schleimhaut der Gallenblase trägt ein einschichtig, hochprismatisches Epithel, das beim Wiederkäuer auch Becherzellen besitzt. Die Tunica muscularis ist spiralig gebaut.

Der Harn- und Geschlechtsapparat

52. Niere, Hd., HE

Präparat: typisch nierenförmig, rotvioletter Schnitt

Themen: Aufbau Niere, Nierentubuli, Sammelrohre, juxtaglomerulärer Apparat

Mark und Rinde sind schon makroskopisch deutlich. Im Rindenlabyrinth sind überwiegend quergeschnittene Tubuli und Nierenkörperchen, im Mark längsgeschnittene Tubuli und Sammelrohre zu sehen. Das Nierenbecken ist mit dem typischen Übergangsepithel der harnableitenden Wege ausgekleidet. Der Tubulus proximalis (Hauptstück) besitzt hochprismatische, dunklen Zellen und einen Bürstensaum, der distale (Nebenstück) hellere Zellen und größeres Lumen. Extrem ist das Lumen der Sammelrohre. Das Überleitungsstück sieht fast wie eine Kapillare aus.

53. Niere, Ratte, PAS

Präparat: wie vor aber größer und mehr blauviolett

Themen: wie vor, besonders Nierenkörperchen

Bei der PAS Färbung werden die komplexen Kohlenhydrate der besonderen Basalmembran der Nierenkörperchen durch die Schiffsche-Base nach Periodatoxidation rotviolett gefärbt. Das Nierenkörperchen besitzt zu- und abführende Gefäße, ein Kapillarknäuel (Glomerulum) mit Podozyten bedeckt und von der Bowmannschen Kapsel umgeben. Am Gefäßpol sitzt der juxtaglomeruläre Apparat mit der Macula densa, dem Polkissen und den Laciszellen, am Harnpol beginnt das Hauptstück der Tubuli.

Feinbau des Nephrons

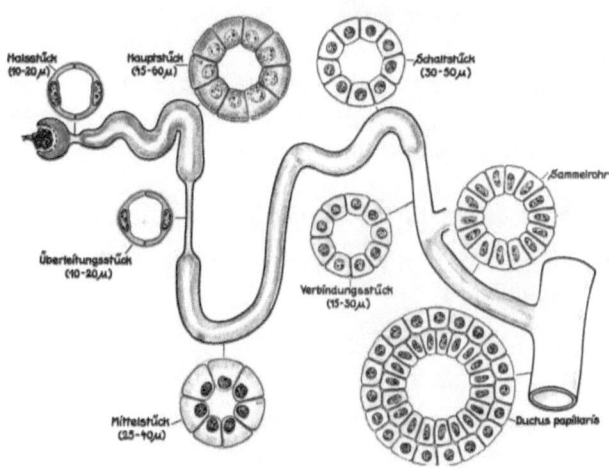

54. Niere Wachtel, HE

Präparat: roter, rechteckig eingekerbter Schnitt

Differentialdiagnose: Leber

Themen: Aufbau Vogelniere

Die Vogelniere besteht aus Läppchen mit einer Pars corticalis mit einer zentralgelegenen V. intralobularis und einer Pars medullaris zur V. portae renis hin. Es gibt kortikale Nephrone mit kleinen Nierenkörperchen und juxtamedulläre mit großen Nierenkörperchen. An den Läppchengrenzen liegen die Tubuli colligentes perilobulares.

55. Ureter, Pfd., HE/Mucicarmin

Präparat: zwei Querschnitte mit gefalteter Schleimhaut

Differentialdiagnose: Darmschnitte

Themen: Harnleiteraufbau, Besonderheiten beim Pferd

Gefaltete Schleimhaut mit Übergangsepithel und Crusta, beim Pferd Schleimdrüsen in der Propria und bei Allen eine spiralige Muskularis, die eine Schichtung vortäuscht.

56. Harnblase, Zg., Goldner

Präparat: rotgrüner Bogen

Differentialdiagnose: Gallenblase

Themen: Aufbau Harnblase, Übergangsepithel

Vom anderen Lumen abgesehen, hat man fast den gleichen Bau, der schon beim Harnleiter beschrieben ist (aber ohne Drüsen). Im Halsbereich hat die Blase außen nur eine Adventitia.

57. Prostata, HE

Präparat: großer, rechteckiger Schnitt mit deutlicher Teilung

Differentialdiagnose: Euter und andere akzess. Geschlechtsdrüsen.

Themen: akzess. Geschlechtsdrüsen

Akzessorische Geschlechtsdrüsen sind typische tubuloalveoläre Stapeldrüsen. Hier die Pars externa (Corpus) geschnitten. Unter der derb bindegewebigen Kapsel liegt das alveoläre Drüsenparenchym. Die unregelmäßigen Endstücke sind mit Sekret gefüllt und von einem einschichtig iso- bis hochprismatischen Epithel mit Basalzellen ausgekleidet. Unter der Basallamina liegen Bindegewebe und glatte Muskulatur.

58. Penis, Hd., HE

Präparat: dunkelroter Querschnitt mit dreieckiger Innenstruktur

Themen: Aufbau Penis, Schwellkörper, Knochen, Urethra

Durch den enthaltenen Penisknochen ist der Schnitt unverkennbar. In der Knochenrinne verläuft die Urethra von urethralem Schwellgewebe (Corpus spongiosum) umgeben. Außen liegt das Corpus cavernosum glandis.

59. Hoden-Nebenhoden, Rd., HE

Präparat: großer, fast quadratischer Schnitt mit deutlich zwei Anteilen

Differentialdiagnose: 57, 61

Themen: Nebenhodenkanal, Epithel, Samenzellen, Stereozilien

Zwischen Hoden mit Samenkanälchen und dem Nebenhodenkanal ist die starke Tunica albuginea angeschnitten. Die kleineren Samenkanälchen haben durch das Samenepithel meist nur ein kleines Lumen, während die Anschnitte des Nebenhodenkanals ein großes, mit Samenzellen gefülltes, Lumen besitzen. Es liegt ein zweireihiges Epithel aus Basal- und sehr hohen Hauptzellen mit Stereozilien vor.

60. Hoden, Kater, HE

Präparat: ovaler, roter Schnitt

Themen: Aufbau Hoden, Samenepithel, Samenepithelzyklus

Zwischen den Tubuli liegen die Leydigschen Zwischenzellen. Das Samenepithel läßt in einem artspezifischen Muster alle Stadien der Spermatogenese erkennen, den Samenepithelzyklus (siehe Embryologie). Neben den verschiedenen Abkömmlingen der Spermatogonien liegen die Sertolizellen. Im Bindegewebe des Mediastinum testis liegt das Rete testis.

61. Samenblase, Rd., HE

Präparat: rosa rechteckiger Schnitt, schwammig

Differentialdiagnose: Lunge, Euter und andere akzessorische Geschlechtsdrüsen

Themen: akzessorische Geschlechtsdrüsen, Aufbau, Gewebeanteile, Sekretion

Aufbau siehe Prostata.

62. Ovar, Ktz., HE

Präparat: ovale, löchrige Struktur

Themen: Ovaraufbau, Follikel, Eizelle

Deutlich sind Mark und Rinde mit den riesigen Tertiärfollikel und den kleineren Primär- und Sekundärfollikel zu sehen. Daneben Zwischenzellen, atretische Follikel und Gelbkörperreste.

63. Ovar, Kaninchen, HE

Präparat: kleiner, ovaler Schnitt mit deutlichen Loch

Themen: wie vor

64. Corpus luteum, Sf., Azan

Präparat: rote Kugel mit blauer Fassung

Themen: Gelbkörper, Zyklus

Gleich makroskopisch ist der rötliche Gelbkörper in Blüte von dem blau-gefärbten Ovarstroma zu unterscheiden. Der Gelbkörper zeigt im Inneren den Rest der Follikelhöhle und ist aus zartem Bindegewebe mit sehr vielen Gefäßen und Kapillaren aufgebaut. Eingelagert sind die größeren Granulosa-Luteinzellen und die kleineren Theka-Luteinzellen.

65. Eileiterampulle, Rd., Azan

Präparat: kleiner blauer Querschnitt

Differentialdiagnose: 10 - aber andere Farbe

Themen: Eileiteraufbau, Falten, Schleimhaut, Zilien, Mikrovilli

Die starke Faltung mit verzweigten Primär-, Sekundär-, und Tertiarfalten der Schleimhaut läßt ein Labyrinth entstehen. Das Epithel ist einschichtig, hochprismatisch aus zilientragenden Zellen und sekretorischen Zellen mit Mikrovilli aufgebaut. Basalzellen sind für die Erneuerung, Stiftzellen stellen Abbauzellen dar. Die Muskularis ist spiralig gebaut.

66. Uterus, Hd., HE

Präparat: ovaler Querschnitt mit kleinem Lumen

Differentialdiagnose: Harnleiter, Eileiter

Themen: Uterusaufbau, Zyklus, Parametrium

Drei Hauptschichten lassen sich erkennen: das Endometrium mit Epithel, Propria und Uterindrüsen um das Lumen, das Myometrium mit der inneren

Zirkulärschicht und der äußeren Längsschicht (Serosenmuskulatur) und das Perimetrium mit der Serosa und Subserosa. Die Schleimhaut ist gefaltet und ihr Epithel ist im Aussehen vom Zyklusstadium abhängig ganz unterschiedlich. Ebenso die Zahl und das Aussehen der Uterindrüsen.

67. Uterus, Sf., HE

Präparat: großer Querschnitt mit Lumen und blauer Karunkel

Differentialdiagnose: Ösophagus, Darm

Themen: Uterus, Wiederkäuer, Karunkel, Plazentation

Im Schnitt sind neben der typischen Uterusschleimhaut auch ein drüsenfreier Schleimhautabschnitt mit einer Uteruskarunkel zu sehen. Diese mögliche Plazentationsstelle zeigt ein feineres Gewebe mit zahlreichen Zilienzellen an der Oberfläche und mobilen Bindegewebszellen.

68. Zervix, Rd., HE

Präparat: schlauchartiges Gewebestück

Themen: wie vor

Die Zervix hat eine ausgeprägte Muskelschicht und das Oberflächenepithel ist meist hochprismatisch. Neben Flimmerzellen kommen zahlreiche Becherzellen und schleimbildende Zellen vor.

Das Nervensystem

69. Astrozyten, Rückenmark, Hd., Golgi

Präparat: hellbrauner Strang mit rotbraunem Oval innen

Differentialdiagnose: Knochen. Themen: Rückenmark, Astrozyten

Hier sind die imprägnierten Lang- und Kurzstrahler der Astrozyten zu sehen, die die Membrana limitans gliae superficialis und perivascularis bilden. Um den Zentralkanal die Ependymzellen.

70. Oligodendroglia, Kleinhirn, Kalb, Golgi

Präparat: wie vor doch gelbbraun

Differentialdiagnose: andere Hirnschnitte

Themen: Gliazellen

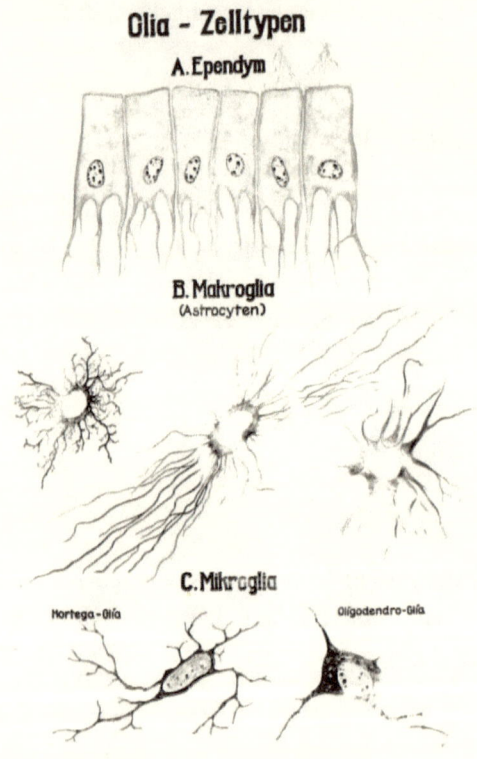

Durch diese Imprägnierung sind besonders die Oligodendrozyten zu sehen, die im ZNS die Myelinscheiden um die Axone und die Satellitenzellen bilden.

71. Mesoglia, Huhn, Silber

Präparat: unregelmäßig schwarzviolett

Themen: Glia

Bei dieser Versilberung sind besonders die kleinen mesodermalen Mesogliazellen (Mikroglia oder Hortegazellen) im Bereich der Gefäße zu sehen.

72. Rückenmark, Hd., Bodian

Präparat: grauroter Querschnitt mit Schmetterlingsfigur

Themen: Graue, weiße Substanz, Furchen und Stränge

Die graue und weiße Substanz des Rückenmarks mit Neuronen (besonders die motorischen Wurzelzellen) und Nervenzellfortsätzen sind gut zu erkennen.

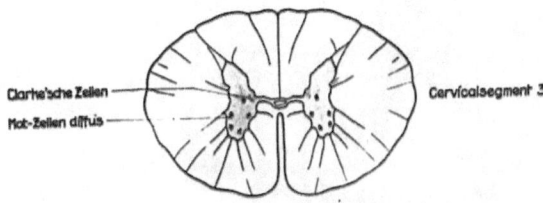

73. Kleinhirn, Rd., HE

Präparat: Flügelartige Struktur mit hellen und dunkleren Streifen

Differentialdiagnose: andere Hirnschnitte

Themen: Kleinhirnbau, Schichtung , Zelltypen

Die Schichten der Kleinhirnrinde mit dem Stratum ganglionare, der Purkinje-Zellschicht, sind gut erkennbar. Darüber befindet sich das zellarme Stratum moleculare mit den Parallelfasern und Kletterfasern. Unter dem Stratum ganglionare liegt das Stratum granulare mit Körnerzellen, Moosfasern, Golgizellen und Horizontalzellen. Innen liegt der Markkörper des Kleinhirns.

74. Kleinhirn, Purkinjezellen, Rd., Bodian

Präparat: dunkelviolett mit typischer Kleinhirnstruktur

Differentialdiagnose: andere Hirnschnitte

Themen: Kleinhirn, Purkinjezellen

Bei dieser Imprägnierung lassen sich besonders gut die Purkinje-Zellen darstellen.

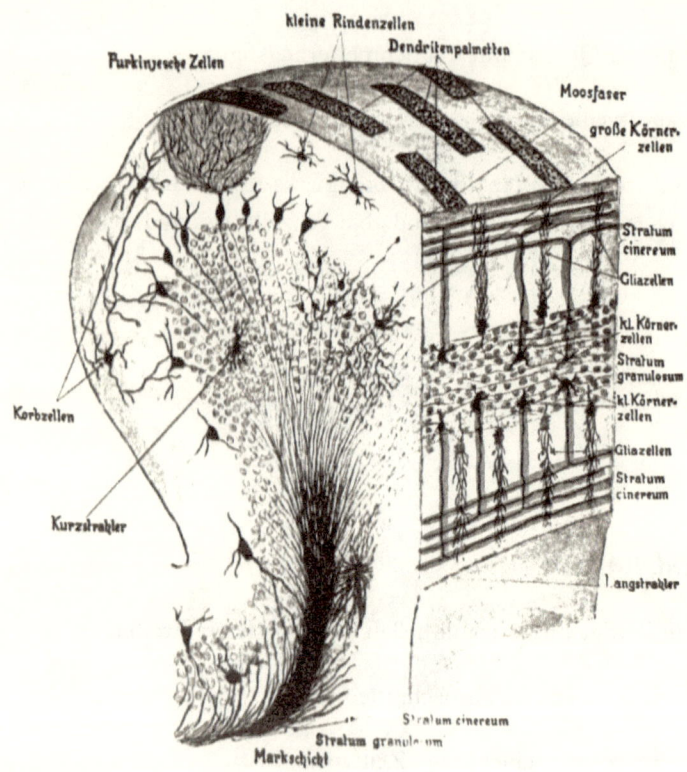

75. Großhirn, Rd., HE

Präparat: rosa Pilz

Differentialdiagnose: andere Hirnschnitte

Themen: Großhirnschichten, Mark, Rinde, Zelltypen

Im Großhirn liegen abhängig von der Region bis zu 6 Schichten in der Rinde vor: Stratum moleculare, -granulare externum, -pyramidale externum, -granulare internum, - pyramidale internum, und -multiforme. Darin können Fasern und die verschiedenen Typen von Neuronen untersucht werden.

76. Gehirn, Wachtel, HE

Präparat: eindeutiger Hirnlängsschnitt

Differentialdiagnose: andere Hirnschnitte

Themen: Gehirn Vogel

Das Kleinhirn ist gefurcht, das Großhirn glatt. Basal das Paleostriatum, darüber das Neo- und Hyperstriatum. Über dem Ventrikel Neopallium mit der Eminentia sagittalis und dahinter Archi- und Paleopallium. Die Schichtung ist viel einfacher als beim Säuger.

77. Ganglion stellatum, Rd., Silber

Präparat: schwarzviolettes Rechteck

Themen: Ganglienzellen, Mantelzellen

Bei dieser Versilberung lassen sich vegetative, multipolare Nervenzellen, Symphaticoneurone aus dem Ggl. stellatum in kleinen Gruppen mit den umgebenen Mantelzellen und vegetativen Nervenfasern sehen.

Die Sinnesorgane

78. Augenvordergrund, Rd., HE

Präparat: halbes Auge im Schnitt

Themen: Kornea, Linse, Ziliarkörper, Augenkammern, Iris

Die Kornea trägt vorn das mehrschichtige, unverhornte (!) Plattenepithel der Konjunktiva auf einer Basallamina (Bowmannsche Membran). Die Propria mit Lagen von kollagenen Fasern, parallel und durch besondere Grundsubstanz durchsichtig, dahinter die elastische Descemetsche Membran auf der zur Kammer hin das einschichtige, isoprismatische Kammerendothel sitzt. Die Linse ist ektodermales Epithel, das nach innen in die Linsenfasern (differenziertes Epithel) übergeht. An den Linsennähten stossen die interdigitierenden Zellen zusammen. Iris und Ziliarkörper gehören zur Gefäßschicht. Beide haben ein pigmentiertes, kapillar-reiches Stroma mit glatter Muskulatur (M. ciliaris, M. sphincter pupillae) oder Myoepithelzellen (M. dilatator pupillae). Die Vorderseite ist vom Kammerepithel, die Hinterseite von der Pars caeca retinae mit Pigment- und Epithelschicht bedeckt.

79. Augenhintergrund, Rd., HE

Präparat: hinteres, halbes Auge
Themen: Retina und ihre Schichten, Sehnerv, Chorioidea, Glaskörper, Tapetum

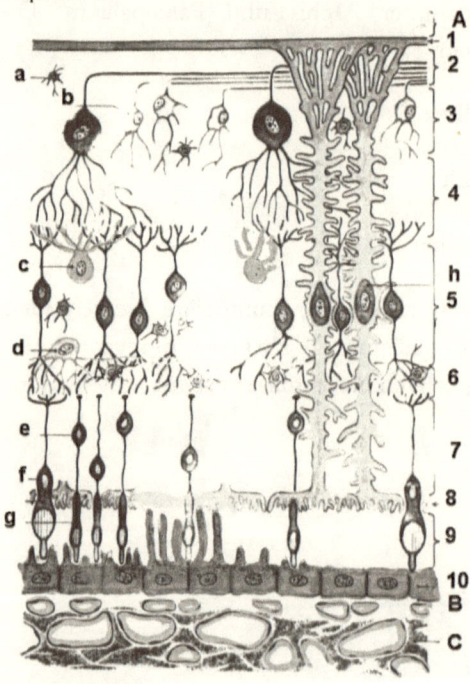

Der gallertige, feinfasrige Glaskörper (A) drückt die Pars optica retinae mit ihren Schichten an die Chorioidea (C) mit der Bruchschen Membran (B). 1 Membrana limitans int., 2 Nervenfaserschicht, 3 Ganglienzellschicht, 4 innere plexiforme-, 5 innere Körner-, 6 äußere plexiforme-, 7 äußere Körnerschicht, 8 Membrana limitans ext., 9 Stäbchen- und Zapfenschicht, 10 Pigmentschicht; a Gliazelle, b veget. Nervenzelle, c amakrine Zelle, d Horizontalzelle, e Stäbchen,- f Zapfenzelle, g Stäbchen, h Müllersche Stützzelle.

80. Innohr, Zwergsw., HE

Präparat: deutliche Schnecke

Themen: Innenohr, Cortisches Organ

Im Schnitt knöcherne und häutige Schnecke mit Mediolus, Spiralganglion, Canalis cochlearis durch die Lamina spiralis in die obere Scala vestibuli und die untere Scala tympani geteilt und im Helicotrema an der Spitze vereint (Perilymphräume). Dazwischen liegt der Ductus cochlearis (Endo-lymphraum) mit dem Cortischen Organ. Auf der Membrana basilaris, mit Stütz- und Sinneszellen (Haarzellen) unter der Membrana tectoria gelegen, liegt das Hörorgan.

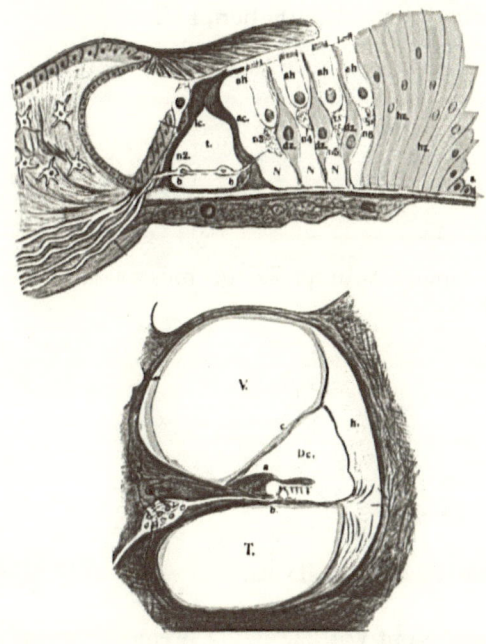

81. Organon vomeronasale, Pfd., HE

Präparat: bogenförmig mit bogenförmigem Lumen

Themen: Riechepithel, Nerven, Schleimhaut

Der Querschnitt zeigt die Knorpelbasis mit Bindegewebe und Riechepithel ausgekleidet.

82. Geschmacksknospen, Papilla vallata, Pfd. HE

Präparat: rotes Rechteck mit blauer Oberfläche, bei näherer Betrachtung ist die Papille sichtbar

Differentialdiagnose: Haut- und Zungenschnitte

Themen: Zunge, Wallpapille

Typische Wallpapille mit Graben und seitlich sitzenden Geschmacksknospen. Darunter Zungenmuskulatur, Spüldrüsen, Nervenanschnitte.

83. Geschmacksknospen, Papilla foliata, Kaninchen, HE

Präparat: wie vor

Differentialdiagnose: Hautschnitte

Themen: Zunge, Blattpapille

Wie Papillen die Blättchen der Papille, darunter Zungenmuskulatur, Spüldrüsen, Nervenanschnitte.

84. Sinushaar, HE

Präparat: rote Struktur mit Haaranschnitten

Differentialdiagnose: andere Hautpräparate

Themen: Vorkommen und Aufbau Sinushaare, Typen

Sinushaare kommen besonders am Kopf vor. Sie besitzen einen Blutsinus vom annulären (Sw., Flfr.) oder trabekulären Typ, der die mechanische Reizung der Merkelzellkomplexe ermöglicht. Große Talgdrüsen und quergestreifte Follikelmuskulatur (M. arrector pili) zeichnen Sinushaare aus.

Die Endokrinen Organe

85. Hypophyse, Rd., Azan

Präparat: großes, rotes Oval mit blauer und violetter Fassung

Differentialdiagnose: Hoden, Gelbkörper

Themen: Hypophysenlappen, -zellen

Im Hinterlappen sieht man marklose Nervenfasern mit Neurosekret in Form der Herring-Körper und Neuroglia (Pituizyten). Im Vorderlappen sieht man azidophile, basophile und chromophobe Zellen mit Sekretgranula. Neben der Höhle liegt der Zwischenlappen mit überwiegend basophilen Zellen und Follikeln.

86. Epiphyse, Rd., HE

Präparat: roter Zapfen mit zwei basalen Anhängen

Themen: Epiphysenaufbau, Inkret, Hirnsand

An den Zügeln befestigt, mit Pia überdeckt, enthält die Epiphyse im wesentlichen Gliazellen, die Pinealozyten (Hauptzellen) und die Astrozyten. Dazwischen können kleine Kongremente (Hirnsand) liegen.

87. Nebenniere, Rd., Azan

Präparat: blau gefaßter Bogen, rosa mit hellem Einschnitt

Differentialdiagnose: Ovar, Hoden

Themen: Nebennierenrinde und -mark

Unter der Kapsel liegt die Nebennierenrinde mit endokrinen Zellen in verschiedene Zonen gegliedert: Zona glomerulosa (bzw. arcuata), -fasciculata, -reticulata und von zarten Bindegewebe mit sehr vielen Kapillaren umgeben. Das Mark enthält neben Ganglien und Nervenfasern N- und A-Zellen für die Produktion der Katecholamine.

88. Gdl. parathyreoidea, Goldner

Präparat: grün-braunes Oval

Differentialdiagnose: Drüsen

Themen: Nebenschilddrüse

Unter der Kapsel liegen Epithelzellstränge und kleinere Follikel mit den Hauptzellen (Parathormon) und weniger oxyphilen Zellen.

89. Schilddrüse und Gdl. parathyreoidea, Pfd., HE

Präparat: Schnitt aus mehreren Stücken

Differentialdiagnose: Euter, Drüsen

Themen: Schilddrüsen- und Nebenschilddrüsenbau, Follikel, Sekretion

Außer der Nebenschilddrüse ist hier die Schilddrüse zu sehen. Kapsel mit durchtretenden Gefäßen, Läppchengliederung durch zartes Bindegewebe und Follikel mit einschichtigem Epithel und Kolloid sind die Hauptmerkmale dieser endokrinen Drüse. Das Epithel ist je nach Funktionszustand flach bis hochprismatisch. Um die Follikel liegen zahlreiche Kapillaren und in Gruppen die C-Zellen.

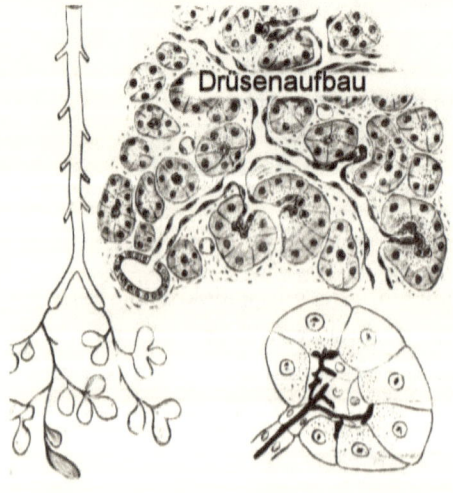

90. Pankreas, HE

Präparat: großes, blaurotes Quadrat mit feinen Rissen

Differentialdiagnose: andere Drüsen

Themen: Pankreasaufbau, Inseln, Differentialdiagnose Speicheldrüsen

Kapsel, Läppchen, Ausführungsgangsystem, seröse Endstücke oft mit einer zentroazinären Zelle (vorgeschobenes Schaltstück) und Schaltstücke sind typisch für die Bauchspeicheldrüse. Außerdem liegen größere und kleinere Inseln innerhalb der Läppchen und besonders bei der Katze lassen sich oft Lamellenkörperchen nachweisen. Streifenstücke, wie bei den Speicheldrüsen, fehlen. Die Sekretzellen sind basal basophil, dunkel, apikal mit azidophilen Zymogengranula ausgestattet. Innerhalb der Inseln liegen verschiedene endokrine Zellen (Typ A, B, D, PP) in Gruppen um die zahlreichen Kapillaren des Bindegewebes.

Die Haut und Hautorgane

91. Haut, Pfd., HE

Präparat: roter Streifen mit feinen Haarfollikeln

Differentialdiagnose: andere Hautpräparate -aber andere Grobstruktur!

Themen: Hautschichten, Haaraufbau, Haarzyklus

Hier liegt behaarte, dünne Felderhaut vor. Die Epidermis ist relativ dünn, der Papillarkörper aber durch die vielen Haartrichter gegliedert. Die Haare wachsen an der Matrix über der dermalen Haarpapille in der Haarzwiebel. Der Schaft wird erst nach der Verhornung der inneren epithelialen Wurzelscheide mit der Huxley und Henle-Schicht, im Haartrichter frei, wo auch die Mündungen der Talg- und apokrinen Schweißdrüsen liegen. Darunter ist die Haarkutikula mit der Scheidenkutikula verzahnt, verbunden mit innerer und äußerer Wurzelscheide, die durch die Glashaut (dicke Basalmembran) vom bindegewebigen Follikel getrennt sind. Tierartlich unterschiedlich ist die Gruppenstellung von Haaren und der Haarzyklus mit Anagen-, Katagen- und Telogenstadium.

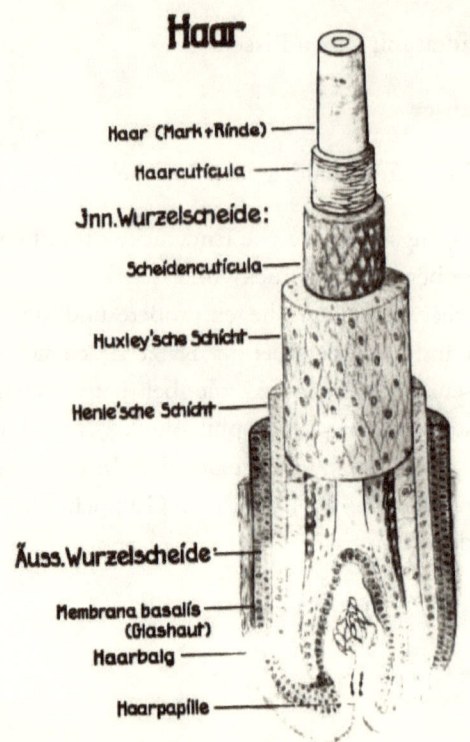

Haar

Haar (Mark + Rinde)
Haarcuticula
Jnn.Wurzelscheide:
Scheidencuticula
Huxley'sche Schicht
Henle'sche Schicht
Äuss.Wurzelscheide:
Membrana basalis (Glashaut)
Haarbalg
Haarpapille

92. Laktierendes Euter, Rd., HE

Präparat: rechteckige, wabige Struktur

Differentialdiagnose: mit Lunge und akzess. Geschlechtsdrüsen zu verwechseln

Themen: Aufbau Euter, Lakatation

Die Milchdrüse ist eine zusammengesetzt, verzweigte tubuloalveoläre Drüse mit unregelmäßigen Alveolen als Endstück und Ausführungsgängen. Im laktierenden Zustand sind die Endstücke und Gänge gut entwickelt und mit Sekret gefüllt. Glatte Muskulatur und Myoepithel umgeben zusammen mit Bindegewebe die Alveolen, die ein kubisches bis hochprismatisches Drüsenepithel mit apokriner Sekretion des Milchfetts und merokriner Sekretion der übrigen Bestandteile zeigt.

93. Zitze, Rd., HE

Präparat: zwei rote, runde Querschnitte

Themen: Aufbau Zitze

Die Zitze hat außen eine modifizierte Haut mit starkem Papillarkörper und innen, zum Ductus papillaris hin, eine kutane Schleimhaut mit ebenfalls gutem Papillarkörper. Im Inneren liegt ein dichtes Bindegewebe mit elastischen und kollagen Fasern, viel glatter Muskulatur und muskelstarken Gefäßen. Im Lumen findet sich oft ein Kongrement aus verdicktem Sekret.

94. Huf, Pfd., Eisenhämatoxylin-Pikrinsäure

Präparat: rechteckige Struktur mit gelben und blauen Streifen

Differentialdiagnose: Klaue - aber hier Sekundärlamellen!

Themen: Aufbau Huf, Segmente, Hornbildung.

Vom Limbus wächst dünnes, hartverhorntes Röhrchenhorn als Stratum externum der Hornkapsel, vom Kronsegment wächst Röhrchenhorn als dickes Stratum medium der Hornkapsel und vom Wandsegment wächst Blättchenhorn als Stratum internum der Hornkapsel. Das Wandsegment besitzt keine Subkutis; hier ist das Corium direkt mit dem Periost (Hufbeinträger) verbunden. Das Röhrchenhorn besteht aus supra-und parapillär wachsenden Hornröhrchen und interpapillär wachsendem Zwischenröhrchenhorn.

95. Klaue, Sf., HE

Präparat: kleine, rechteckige Struktur

Differentialdiagnose: 65 -ist aber rund mit Lumen! Huf -aber nur Primärlamellen!

Themen: Aufbau Klaue, Segmente, Hornbildung

Segmente und Hornbildung wie vor, doch fehlen an der Klaue die Sekundärblättchen des Wandsegments.

Embryologie

Einführung

Embryologie ist das Studium der Entwicklung eines neuen Organismus. Nach der Theorie von Weisman ist die Entwicklung ein zyklischer Vorgang im ewigen Leben von Keimzellen. In ihrem diploiden, somatischen Stadium sind sie ein Teil des Körpers, in ihrem haploiden, freien Stadium verschmelzen sie während der Befruchtung, um ihre Gene neu zu mischen und eine neue individuelle somatische Linie zu eröffnen, die einen neuen Körper als Träger für die Keimzellen entwickelt. Aus dieser Sicht läßt sich Entwicklung in zwei Phasen unterteilen: die Progenese (Gametogenese) im adulten Organismus mit der Transformation von Keimzellen zu freien Gameten und die Ontogenese mit der Entwicklung des sterblichen Körpers, die mit der Vereinigung zweier verschiedener Gameten, Befruchtung, beginnt. Die Ontogenese hat drei Hauptabschnitte: den prä-embryonalen, den embryonalen und den fetalen Abschnitt, die in der NEV (Nomina Embryologica Veterinaria 2. Auflage 2006) in weitere 15 Perioden unterteilt werden. Diese werden von verschiedenen Autoren für die verschiedene Spezies in mehr oder weniger weitere Stadien untergliedert. Die Entwicklung der Hauskatze hat zum Beispiel 22 Stadien. Der präembryonale Abschnitt ist die Primitiventwicklung mit der Morphogenese des Embryos, der embryonale Abschnitt ist die Entwicklung der Organe und Gewebe des Embryos und der fetale Abschnitt ist die Histogenese der Organe und Gewebe im Fetus. Nach der Geburt setzt sich die Entwicklung mit dem postnatalen und präpubertären Abschnitt der Entwicklung fort. Nach Haeckel's Theorie der Rekapitulation ist die Ontogenese sogar mehr, sie wiederholt die evolutionäre Stammesentwicklung (Phylogenese) in einer Art Kurzfassung.

Progenese

Die Progenese oder **Gametogenese** ist die Produktion der Gameten während der **Spermatogenese und Oogenese**, die Entwicklung der männlichen und weiblichen Keimzellen in drei Phasen: die Trennung der primordialen Keimzellen (Gonozyten) von den Körperzellen und ihre Wanderung in die Gonadenanlage, die spezifische Proliferation dieser Urkeimzellen bis zur Pubertät und die spezifische Differenzierung zu den befruchtungsfähigen Gameten.

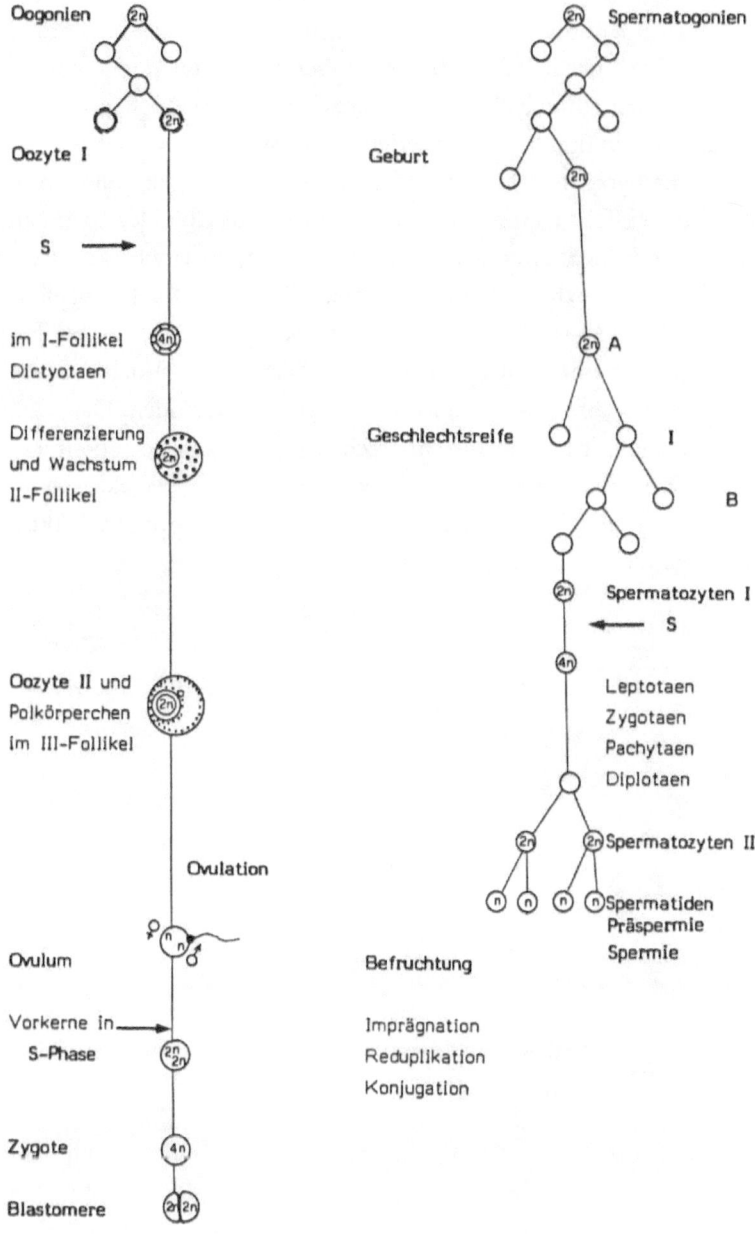

Spermatogenese

Die Urkeimzellen im Hoden bilden die **Spermatogonien**, die abhängig von ausreichendem Androgenstimulus, während der gesamten Zuchtperiode männlicher Tiere proliferieren. In der Pubertät beginnt der Vorgang der Entwicklung befruchtungsfähiger Samenzellen, Spermatogenese genannt. Diese kann man in drei Phasen unterteilen: die Spermatocytogenese, bei der sich Spermatogonien zu Spermatozyten entwickeln; die Meiose, Reifeteilung, bei der sich diploide Spermatozyten zu haploiden Spermatiden entwickeln; und die Spermiogenese, bei der sich Spermatiden zu Spermien (Spermatozoen) transformieren. Der ganze Vorgang dauert ungefähr 30 Tage beim Eber, 35-40 Tage bei Rüde und Kater, 40-50 Tage bei Bullen, Bock und Hengst, und 74 Tage beim Mann. Weitere 2-3 Wochen brauchen die Spermien für ihre Passage und Reifung im Nebenhoden. Das Ejakulat oder der Samen wird artspezifisch durch die Mischung der Spermien mit den spezifisch, unterschiedlichen Anteilen der Sekrete der akzessorischen Geschlechtsdrüsen gebildet, die als Verdünnung, Versorgung und Aktivator der Spermien dienen.

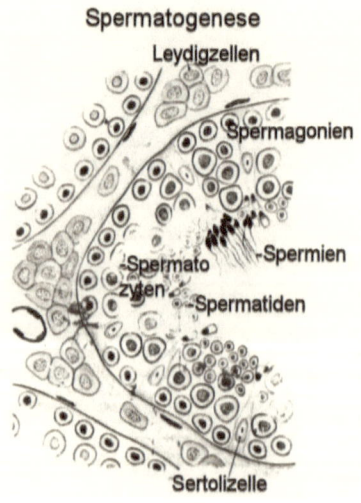

Spermatozytogenese

Die Spermatogonien proliferieren mitotisch und bilden **A und I-Spermatogonien**. Die A-Spermatogonien sind große Zellen auf der

Basallamina, die die Stammzellschicht bilden. Die I-Spermatogien sind kleiner, steigen auf und teilen sich zu **B-Spermatogien**. Diese sind dunkler und über Plasmabrücken verbunden. Sie teilen sich zu den **präleptotänen Spermatozyten**, die über die Sertolizellverbindungen (**Blut-Hoden-Schranke**) vom **basalen** zum **adluminalen Tubuluskompartiment** gelangen und somit nicht antigen wirken. In diesen Zellen ist die DNA zu zwei Tochterchromatiden jeden Chromosoms repliziert.

Meiosis

Während der Meiose teilen sich die **primären Spermatozyten** in zwei aufeinanderfolgenden Teilungen zu je vier haploiden Spermatiden. Die Spermatozyten I sind die größten Zellen in den Tubuli. Die **präleptotänen Spermatozyten** beginnen die Prophase der ersten Reifeteilung. Während des **Leptotänstadiums** werden ihre Chromosomen zu dünnen Strängen. Im **Zygotänstadium** legen sich die homologen Chromosomen mit ihren Doppelsträngen zu Tetraden mit je vier Chromatiden zusammen. In diesen Stadium kommt es im synaptonemalen Komplex zum Genaustausch. Im **Pachytänstadium** wird das als 'crossing over' der Chromosomen sichtbar. Im **Diplotänstadium** trennen sich die Chromatiden dann wieder; Chiasmata werden sichtbar. Die folgende **Diakinese** beendet die Prophase der ersten Reifeteilung. Die Chromosomen verkürzen sich, trennen sich in der folgenden Metaphase, Anaphase und Telophase und die erste Reifeteilung endet mit je zwei Tochterzellen, den **sekundären Spermatozyten**, die nur eine Dyade von zwei Chromatiden besitzen. Die sekundären Spermatozyten treten nur für kurze Zeit auf, denn sie gehen ohne weitere Synthesephase direkt in die zweite Reifeteilung ein, die einer Mitose ähnelt. Die beiden Chromatiden werden so auf zwei weitere Tochterzellen, **Spermatiden**, verteilt.

Spermiogenese

Die Spermiogenese ist der Vorgang bei dem die Klone der je vier **Spermatiden** eine Metamorphose zu den hochdifferenzierten **Spermien** in vier Phasen durchlaufen:

a. Während der **Golgiphase** bilden proakrosomale Granula das akrosomale Vesikel.

b. Während der **Kappenphase** bildet das akrosomale Vesikel die Kopfkappe in exzentrischer Position und die Zentriolen ordnen sich am kaudal Zellpol an. Vom distalen Zentriol wächst das Flagellum aus.

c. Während der **Akrosomenphase** verlängern sich Kern und Zytoplasma, der Schwanz wird zum Tubuluslumen ausgerichtet. Im Kern wird die DNA mit Hilfe von speziellen basischen Histonen dichter gepackt und die Mitochondrien der Zellen ordnen sich um das Mittelstück spiralig an.

d. Während der folgenden **Reifephase** werden die Kernkondensation und die Organisation von Mittelstück und Schwanz abgeschlossen und die Plasmabrücken zwischen den Klonen aufgelöst. Die Reste stellen die Residualkörperchen dar, die von den Sertolizellen phagozytiert werden. Die fertigen Spermien werden schließlich freigesetzt.

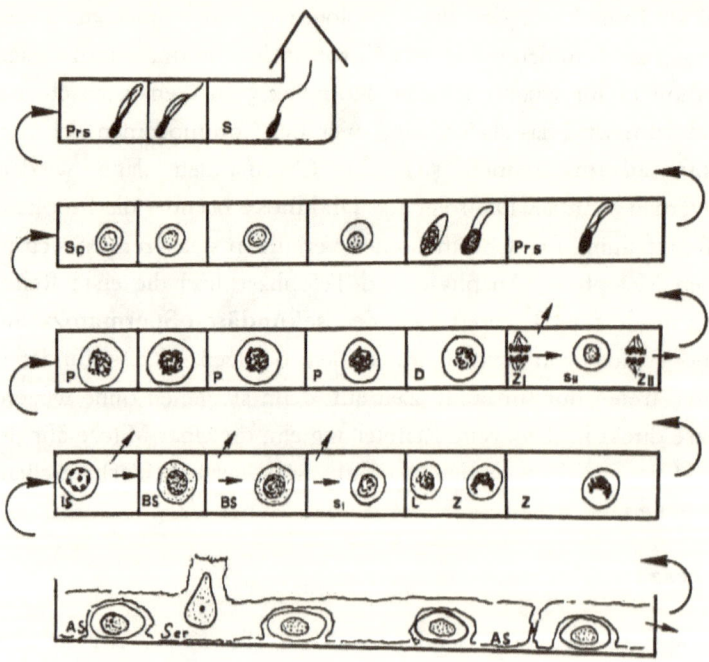

Samenepithelzyklus und Tubulusstadien

Im Zyklus werden etwa alle vier Stunden mehrere Spermatogeneseserien gestartet. Da die folgenden Teilungen synchron verlaufen, bilden die verschiedenen Stadien des Samenepithels in den Tubuli ein bestimmtes Muster, Tubulusbild oder Tubulusstadium. In Wellen werden die Tubuli von solchen Muster widerkehrend durchlaufen; das nennt man den Samenepithelzyklus. Es gibt von verschiedenen Autoren für verschiedene Tierarten unterschiedliche Systeme diesen Zyklus in mehr oder weniger Stadien einzuteilen, wobei Systeme mit nur vier oder auch mit bis zu 14 Stadien existieren. Da wird ein Vergleich schwierig. Besser ist ein vergleichende System mit 6 Stadien (siehe Bild), das man auf alle Haussäugetiere anwenden kann: 1. Postzytokinese, 2. Prespermiation, 3. Spermiation, 4. Postspermiation, 5. Prezytokinese, 6. Zytokinese.

Regulation

Leydigzellen produzieren unter hypothalamischer Kontrolle Androgene mit systemischen und lokalen Effekten. Zwischen den Leydigzellen und den Sertolizellen findet eine chemische Kommunikation zur Regulation der Spermatogenese statt (Gonadocrinin, Oxytozin, Vasopressin, Endorphine, Testibumin, Transferrin, Inhibin, Antiakrosin).

Oogenese

Die Oogenese hat zunächst eine **pränatale Phase im fetalen Ovar**, wobei sich Urkeimzellen zu Oogonien teilen, die zusammen mit dem Follikel-epithel eine schmale Rindenschicht von **Primordialfollikeln** ergeben. Diese mitotische Teilungen laufen bis zur Geburt, beim Fleischfresser und bei Wiederkäuern sogar noch darüber hinaus. Es entstehen einige Millionen Follikel, von denen die meisten später degenerieren (Follikelatresie), nur eine kleine Gruppe von primären Oozyten gelangt zur Prophase der ersten Reifeteilung, dann ruhen die Follikel bis in die postnatale Phase. Der Abschluß der ersten Reifeteilung beginnt erst nach der Pubertät (**post-pubertäre Phase**). Dann ist die **Follikulogenese** mit der Bildung von sekundären und tertiären Follikeln ein zyklischer Vorgang, der jeweils mit der Ovulation endet. Kurz vor oder während der Ovulation entstehen die **sekundären Oozyten** und die ersten **Polkörperchen** werden freigesetzt. Die zweite Reifeteilung wird erst nach der Befruchtung abgeschlossen, außer beim Hund und beim Pferd, wo beide Reifeteilungen erst nach der Befruchtung ablaufen. Deshalb ist es nicht möglich die gesamte Meiose in einem Schnitt durch das Ovar zu beobachten. In den meisten Follikeln findet man primäre Oozyten, die in einem besonderen Diplotänstadium, dem sogenannten **Dictyotän** arretiert sind. Dabei ist ein Teil der DNA netzförmig ausgebreitet und der Nucleolus wiederhergestellt, damit der Zellstoffwechsel und die Dotterproduktion erhalten bleiben. Im Gegensatz zum männlichen Geschlecht ist die folgende Diakinese ungleich, die Eizelle erhält die Großteil des Zytoplasmas, die Polkörperchen nur sehr wenig. Ein echtes **Ovum** als weiblicher Gamet mit dem haploiden Chromosomensatz, existiert nie, da erst die befruchtete Eizelle, also die Zygote, die zweite Reifeteilung abschließt.

Gameten

Gameten sind hochspezialisierte Zellen mit einem haploiden Chromosomensatz **(N): Hund und Huhn 39, Pferd 32, Esel 31, Rind und Ziege 30, Schaf 27, Mensch 23, Schwein und Katze 19**, mit dem **Drosophilatyp bei Säugern**: A (Autosomen) X (Heterosom) = weiblich; AY = männlich; und dem **Abraxastyp bei Vögeln**: AX = männlich; AY = weiblich.

Die männlichen Gameten, Spermien, haben alle die gleiche Struktur mit kondensierten Chromosomen im Kopf mit der **Akrosomenkappe** und einem hochspezialisierten Mittel- und Schwanzteil. Die weiblichen Gameten sind die befruchteten Eizellen nach der zweiten Reifeteilung, wenn sie das zweite Polkörperchen abgeschnürt haben. Die **ovulierten Präova** sind primäre oder sekundäre Oozyten. Zusammen mit ihren Hüllen, der Zona pellucida, der Corona radiata und eventuellen sekundären Hüllen wie Schalen und Schalenhaut beim Vogel oder der Neozona bei manchen Säugern, nennt man sie **Eier**. Im Gegensatz zu den einheitlichen Spermien, werden **die Eier nach ihrem Dottergehalt klassifiziert**. Vögel haben dotterreiche, **polylecithale** Eier mit einem Dotterpol (**telolecithal**), Amphibien haben **mesolecithiale** Eier mit ungleichmäßig verteiltem Dottermaterial (**anisolecithal**) und plazentale Säuger haben wenig Dotter, **oligolecithale** Eier mit gleichmäßig verteiltem Dottermaterial (**isolecithal**). Ursache ist die Art der Entwicklung, die im Körper oder ausserhalb stattfinden kann. Die durchschnittliche Eizellgröße beträgt (mm): **Maus 0,09; Katze 0,13; Schwein 0,14; Hund 0,14; Pferd 0,14; Wiederkäuer 0,15; Forelle 1,0; Frosch 1,5; Huhn 25.**

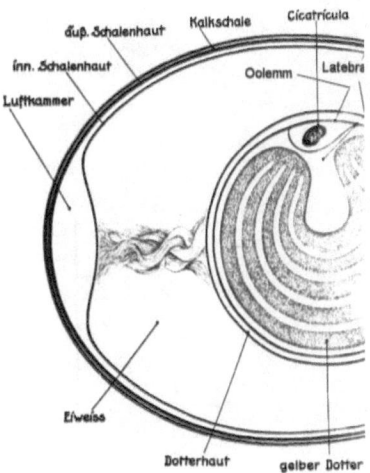

Sexualzyklus

Um eine Gravidität zu ermöglichen, unterliegt das weibliche Geschlecht der Säuger zyklischen Veränderungen des Verhaltens und der Morphologie der Geschlechtsorgane, stimuliert durch verschiedene Hormone, Licht und Temperatur. Säuger mit einem Zyklus pro Jahr nennt man **monöstrisch**; andere sind **diöstrisch oder polyöstrisch**. Katzen sind saisonal polyöstrisch, das heißt, die Zyklen häufen sich im Frühjahr und Herbst, wobei mehrere Zyklen ohne Ovulation oder ein Zyklus mit einer **provozierten Ovulation** (durch den Decktakt provoziert) vorkommen kann. Die Zyklusphasen sind der **Proöstrus, Östrus, Postöstrus** und zwischen zwei Zyklen der **Diöstrus oder Interöstrus**. Die Zyklusdauer ist tierartlich unterschiedlich: Maus und Ratte 4-6 Tage (mit 3-24 Stunden Östrusdauer), Schwein d 21 (d2-3), Pferd d 21-22 (d 4-6), Rind d 21 (12-24h), Schaf d 16-17 (d 1), Ziege d 20-21 (d 1), Katze anovulatorisch d 14-21 (d 8), mit provozierter Ovulation d 30-75 (d 4-6), Hund 6 Monate (d 14-21).

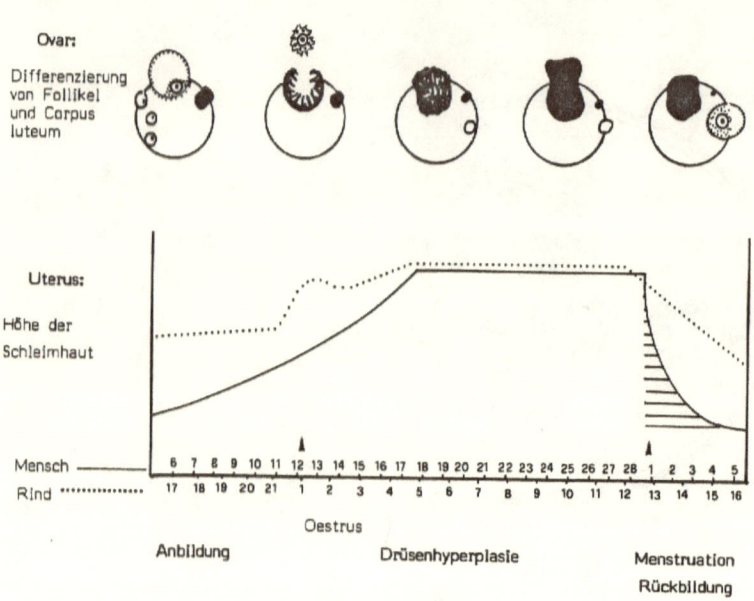

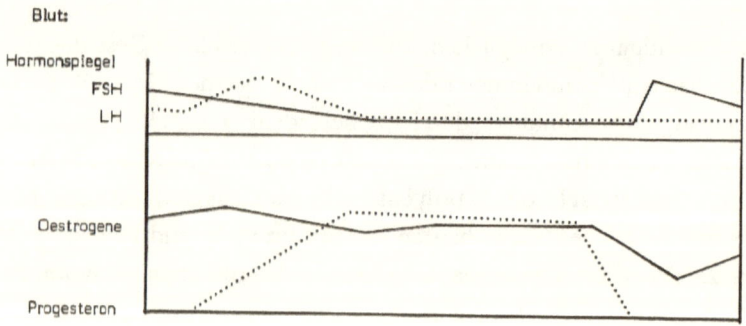

Ovarieller Zyklus

In der Rinde des Ovars werden dabei Primordialfollikel aktiviert. Das Follikelepithel wird kubisch, die Eizelle wächst im **Primärfollikel**. Wenn das Follikelepithel mehrschichtig wird und sich eine **Zona pellucida** (Oolemm) um die Eizelle bildet, spricht man vom **Sekundärfollikel**. **Tertiärfollikel** bekommen eine größere Eizelle, mehrschichtiges Follikelepithel mit einem Antrum und werden außerhalb der Basallamina von einer **Theca** (interna=zellreiche Schicht, externa=faserreiche Schicht) umgeben. Sie rücken langsam zur Oberfläche des Ovar und werden im Östrus als riesige **Graafsche Follikel** ovuliert. Dabei spült die Follikelflüssigkeit der Follikelhöhle die Eizelle mit umgebenen Zellkranz (**Corona radiata**) in den Eileiter. Im Postoöstrus werden die Follikelreste zu einem Gelbkörper umgewandelt.

Uteriner Zyklus

Im Proöstrus proliferiert das Endometrium. Bei den Fleischfresser wird die Durchsaftung sehr stark und es treten sogar Einblutungen, sogenannte **Brunstblutungen** auf (**blutige Phase**). Im Östrus wird die Schleimhaut auf eine eventuelle Einnistung vorbereitet, die Uterindrüsen proliferieren und es wird Schleim gebildet (**schleimige Phase**). Jetzt erst ist das Tier konzeptionsfähig. Kommt es nicht zur Einnistung, schließt sich der Diöstrus an, bei dem die Uterusschleimhaut wieder reduziert wird. Bei Primaten ist der Abbau so radikal, daß er mit Blutungen einhergeht (**Menstruation**).

Vaginaler Zyklus

Parallel zu den Vorgängen am Ovar und Uterus treten auch Veränderungen am Genitale auf. Besonders bei Nagern zeigt das **Vaginalepithel deutliche Verhornung im Östrus**. Das läßt sich mit Abstrichen gut zeigen, während im Diöstrus neben unverhornten Epithelien einige Rundzellen (Lymphozyten) auftreten. Im Postöstrus sind die Rundzellen vermehrt.

Befruchtung

Die Befruchtung ist die **Fusion eines Spermiums mit der Eizelle** für die Entwicklung eines neuen Individuums. Voraussetzung ist die Ovulation einer Eizelle und die Ejakulation von Spermien und ihre Vereinigung im weiblichen Genitale (Insemination), normalerweise durch den Natursprung, heute aber auch schon oft durch künstliche Besamung oder invitro durch künstliche Befruchtung. Ovulation, Paarung und Besamung sind natürlicherweise mit zyklischen Veränderungen der Struktur und Funktion der Geschlechtsorgane verbunden, durch zahlreiche innere und äußere Faktoren reguliert, die Gegenstand spezieller veterinärmedizinischer

Disziplinen wie Tierzucht, Gynäkologie, Geburtshilfe und Andrologie sind. Die Embryologie befaßt sich mehr mit den Vorgängen nach der Befruchtung, die zur Entwicklung eines Embryos führen. Die Ovulation ist der Sprung eines oder mehrerer Graafscher Follikel, was spontan oder provoziert (Katze, Kaninchen) sein kann. Die Wand des gesprungenen Follikels wird dann in ein **Corpus luteum** transformiert, eine wichtiges endokrines Organ, was den Uterus auf die Einnistung des frühen Embryos vorbereitet und anfänglich die Gravidität aufrecht erhält.

Befruchtung u. Furchung beim Rind

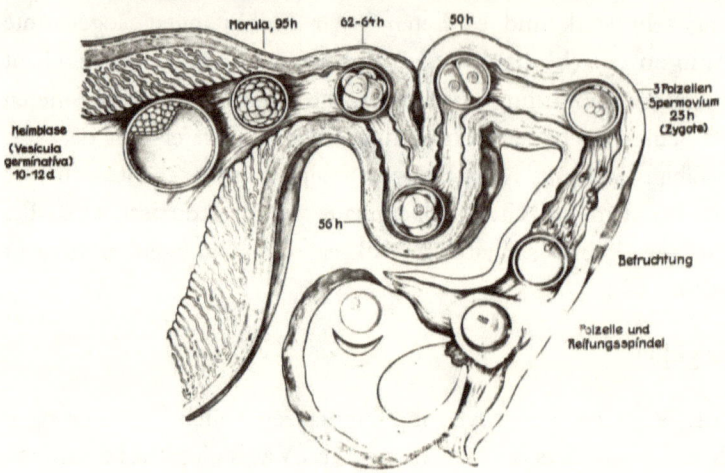

Die Oozyte wird bei der Ovulation in den Eileiter gespült, wo normalerweise 12-24 Stunden später die Befruchtung stattfindet. Die Spermien werden durch die Tubenkontraktionen transportiert. Sie sind für mehrere Tage (6-7 bei Fleischfressern und Pferden, bis zu 70 Tagen beim Geflügel) **befruchtungsfähig** nach ihrer Kapazitation. Die Eizelle ist meist nur 24 Stunden befruchtungsfähig. Die **Kapazitation** dauert 5-6 Stunden im weibliche Genitaltrakt und umfaßt die Entfernung der **Dekazitationsfaktoren** in Form bestimmter Glykoproteine und die Aktivierung der akrosomalen Enzyme. Die Befruchtung kann in drei Phasen unterteilt werden: Imprägnation, Reduplikation und Konjugation.

Imprägnation

Die Imprägnation beginnt mit der Penetration der Barrieren um die Eizelle, die Corona radiata (die event. schon fehlt), die Zona pellucida und das Oozytolemm. Das geschieht mit Hilfe der akrosomalen Enzyme (**Akrosomenreaktion**). Durch rezeptorvermittelte Vorgänge, wie eine Potentialänderung, wird in der Eizelle die **Kortikalreaktion** ausgelöst. Dabei wird der Inhalt der kortikalen Granula freigesetzt, was schließlich zur Komformationsänderung der Zona pellucida und zur Bildung eines **perivitellinen Spalts** zwischen Eizelle und Zona führt, um weitere Spermien am Eindringen und damit ein Polyspermie zu verhindern. Die zweite Reifeteilung der Oozyte wird nun vervollständigt, sichtbar an der Abschnürung eines zweiten Polkörperchens. Dieses ist deshalb der sichtbare **Beweis für die Befruchtung**. Der Spermienkopf verschmilzt nun mit dem **Konzeptionshügel**, und das Spermium wird ganz oder teilweise eingeschleust.

Reduplikation

Nach einer kurzen Ruhe werden vom Ovum und Spermium die Chromosomen rekonstruiert, redupliziert, **ein männlicher und ein weiblicher Vorkern** und der Spindelapparat etabliert. Dazu liefert die Samenzelle die Zentriolen für die erste Teilung.

Konjugation

Beide Vorkerne wandern aufeinander zu und verschmelzen. Ihre Chromatiden bilden die **tetraploide Zygote**. Nach einer weiteren Ruhephase teilt sich diese zu den ersten beiden Blastomeren des neuen Embryos. Bei der Katze findet das etwa 60-68 Stunden nach dem Deckakt statt.

Ergebnisse der Befruchtung

1. Das Ende der Meiose und der Beginn der Furchung; 2. Die **Amphimixis** mit der Wiederherstellung des diploiden Chromosomensatzes; 3. Die Festlegung des genetischen Geschlechts.

Störungen

1. **Zwillingsbildung** bei uniparen Tieren: a) Zweieinige, wenn zwei Ova befruchtet werden

b) Eineinige, wenn das Ovum sich vor der Blastulation noch einmal teilt.

2. **Polyspermie**: Manchmal dringen mehrere Spermien in die Einzelle ein. Häufiger gehen deshalb beim Schwein polyploide Zygoten zugrunde. Beim Vogel ist das physiologisch und die Ursache für das Auftreten der sogenannten **Dotterkerne**.

3. **Parthenogenese und Merogonie** ist die partielle Entwicklung eines Gameten ohne Befruchtung, die bei manchen Insekten eine Rolle spielt.

4. **Superfekundation** ist die sukzessive Befruchtung von zwei oder mehreren Eizellen durch verschiedene männliche Partner. Das kommt relativ häufig bei Hunden vor.

5. **Superfetation** ist die Befruchtung einer Eizelle bei einem schon graviden Muttertier, was bei Schweinen und Rinder häufiger vorkommt.

Frühentwicklung

die Frühentwicklung beginnt mit den ersten Zellteilungen, **Furchung** genannt, da an der Oberfläche die Zellgrenzen sichtbar werden. Die Zona ist dabei noch intakt, so daß die Tochterzellen, die man **Blastomere** nennt, immer kleiner werden. Der Fachbegriff ist Blastogenese, der entstehende Frühkeim ist die Blastomerula. Das Muster der Teilungen hängt dabei vom Dottergehalt der befruchteten Eizelle ab. Bei Vögeln und Monotremata kommt es durch den hohen Dottergehalt (polylecithal) bedingt zu einer **partiellen Furchung** nur im Euplasma der Keimscheibe, das Dottermaterial bleibt am Dotterpol (telolecithal) ungefurcht. Bei Amphibien mit mäßig dotterhaltigen, mesolecithalen Eiern ist die **Furchung total** (durch den gesamten Keim), aber **inequal** mit größeren, mehr dotterhaltigen Zellen am vegetativen Pol. Bei unseren Haussäugetieren, wo die Eier nur wenig Dottermaterial (oligolecithal) enthalten, ist die Furchung ebenfalls **total, aber equal**. Die Furchung bei Vögel entspricht also dem **meroblastischen Typ**, Säuger und Amphibien haben einen **holoblastischen Typ der Furchung**, wobei die erste Teilungsfurchung entlang der Längsachse und die folgende im rechten Winkel dazu erfolgt. Nach einigen Teilungen werden bei Säuger die Teilungen aber asynchron. Es entsteht so eine Zellmasse mit etwa 19-31 Zellen, die einer kleinen Maulbeere ähnelt und deshalb als **Morula** bezeichnet wird. Bei Katzen tritt die Morula ungefähr 72-124 Stunden nach der Konzeption im Oviduct auf. Die Corona ist inzwischen zerfallen, aber die Zona immer noch intakt, allerdings aufgeweitet. Zu diesem Zeitpunkt ist schon das HY-Antigen in männlichen Embryonen wirksam.

Während der ersten Woche verlieren die Blastomere ihre sphärische Form und werden immer dichter gepackt innerhalb der Zona, die nun oval wird. Interzellulärflüssigkeit sammelt sich in einer zentralen Höhlung, dem **Blastocoel**. Der vergrößerte Keim ist nun zur **Blastocyste** in der Blastulationsperiode geworden. Seine Zellen sind jetzt nicht mehr einheitlich. Eine innere Zellmasse formt nun den **Embryoblasten**, äußere Zellen bilden den **Trophoblasten**, wobei Ersterer den späteren Embryo, Letzterer die Einhüllen und einen Teil der Plazenta bildet. Am Ende der ersten Woche löst sich die Zona, die Blastozyste 'schlüpft'.

Amphibien haben keinen getrennten Embryo- und Trophoblasten, aber dorsal gelegene **Mikromeren** und ventral gelegene, dotterreiche **Makromeren**, die später das Entoderm ergeben. Bei Vögeln trennt die **Subgerminalhöhle** die zentral gelegene **Keimscheibe (Blastoderm)** und den marginalen **Synzytiotrophoblasten** vom darunterliegenden Dotter. Um die Gastrulation der Säuger verstehen zu können, ist es wichtig diese beiden Extreme zu kennen: die holoblastischen Amphibien, die meroblastischen Vögel und dazwischen die holoblastischen Haussäugetiere, die wegen ihrer **sekundär dotterarmen Eier** (Protheria haben noch dottereiche Eier) mit der Entwicklung eines **Keimschilds** Ähnlichkeiten zum meroblastischen Typ zeigen. Die Blastulation schafft die Voraussetzung zur Keimblattbildung. Da Säugermorulae oder -blastozysten noch **Präimplantationsstadien** sind, also noch keine Verbindung zum Uterus aufgenommen haben, können sie einem geeigneten Spendertier entnommen, tiefgefroren aufbewahrt und im gepufferten Kulturmedium zu einem anderen Muttertier übertragen werden. Dieser **Embryotransfer** kann einer **invitro Befruchtung, Klonierung oder einem Gentransfer** folgen und ist heutzutage gängige Praxis. Details dazu vermittelt die Tierzucht.

Morphogenese

Die Morphogenese des Embryos beginnt bei den meisten Säugern in der zweiten Entwicklungswoche als Bildung der drei Keimblätter (**Gastrulation**). Diese Überlagerung verschiedener Schichten ist Voraussetzung für die Induktion verschiedener Gewebe und Organe, gesteuert durch die Aktivität verschiedener regulativer Gene, die nach und nach die Differenzierung und die Determination entsprechend der **prospektiven Potenz** zur **prospektiven Bedeutung** umsetzen. Dieser Vorgang wird bei sogenannten **Mosaikeiern** sehr früh, bei den sogenannten **Regulationseiern** dagegen spät vollzogen. Fehldeutung dieser Tatsache haben im 18. Jahrhundert zu den **Theorien der Präformation und Epigenesis** geführt. Vertreter der Präformationslehre glaubten je nach Mode mal in der Eizelle, mal im Spermium bereits das vorgefertigte kleine 'Menschlein (Homunculus)' zu sehen, das nur noch wachsen mußte, während die Vertreter der Epigenesis an reine Regulation durch verschiedene Faktoren glaubten. Der Begriff Epigenese wird heute auch für nicht chromosomengebundene Erbfaktoren verwendet.

Auch der Gastrulationstyp ist vom Dottergehalt der Eizellen abhängig. Bei der mesolecithalen Amphibienblastula werden äußere Makromere durch den Urmund (Gastroporus) ins Innere verlagert und so die Keimblätter gebildet. Bei den Haussäugern wird dagegen wie bei Meroblastiern der innere Entoblast vom mehrschichtigen, äußeren Ektoblasten delaminiert (**Delamination**) und der Mesoblast durch **Invagination** gebildet. Dem Urmund entspricht der **Primitivstreifen**, der Ausdruck der einströmenden Mesoblastzellen ist. Mit dem Primitivstreifen ist auch die spätere Achse des Embryos festgelegt.

Das Kranialende des Primitivstreifens ist der verdickte **Hensensche Knoten**, von wo aus der **Kopffortsatz, die Chorda dorsalis**, nach vorne hin auswächst. Zur Seite hin wächst die **Mesodermplatte**. Nur zwei rundliche Bezirke werden nicht vom Mesoblasten getrennt: die **Prächordalplatte** vor dem Kopffortsatz (die spätere Membrana buccopharyngica) und die **Kloakenmembran** hinter dem Primitivstreifen; hier liegen Ektoblast und Entblast direkt aufeinander. Der Mesoblast breitet sich immer weiter zur Seite aus, auch über die Keimscheibe hinaus in den Trophoblasten und wird dort zum extraembryonalen Mesoderm. Auch wenn der prinzipielle Vorgang bei alle Vertebraten gleich ist, gibt es im Detail natürlich viele Unterschiede. Bei den Haussäugern werden vier **Haupttypen** und einige Subtypen dieser Frühentwicklung beschrieben.

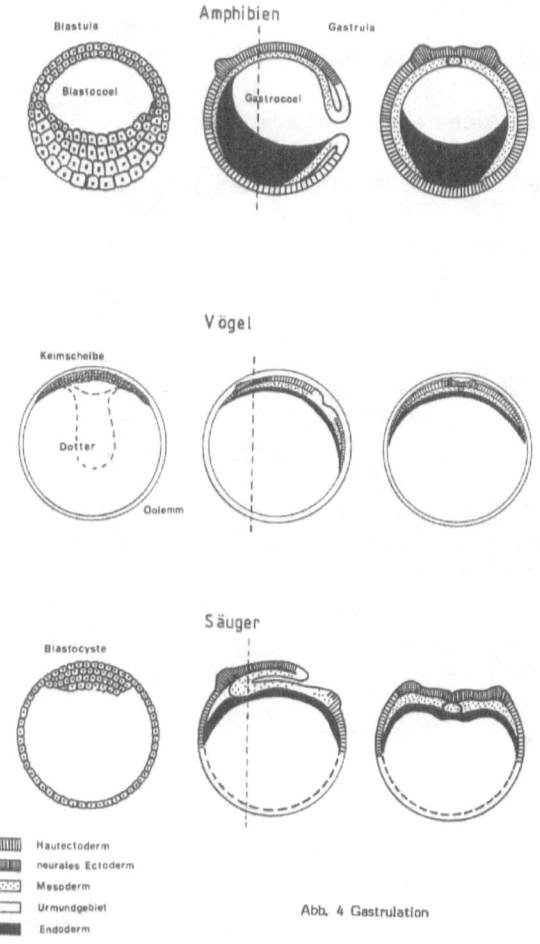

Abb. 4 Gastrulation

Neurulation

Die sogenannte Neurulation stellt eine Reihe von Faltungen des frühen Embryos während der 3. Entwicklungswoche dar, um die Primitivorgane zu bilden und die primitive Körperform aus dem flachen Keimschild zu entwickeln. Die **Neuralplatte** wird, induziert von der Chorda dorsalis, zur

Neuralrinne mit den seitlichen **Neuralwülsten** eingesenkt (Periodus sulci neuralis initialis der Neurula). Auch das Mesoderm proliferiert rasch und läßt sich nun in verschiedene Abschnitte unterteilen (Periodus mesodermalis et mesenchymalis der Coelomatula):

a) **das axiale Mesoderm (Chorda)**

b) **das paraxiale Mesoderm (Somite)**

c) **das intermediäre Mesoderm (Somitenstiel)**

d) **und das Seitenmesoderm (Lateralplatte)**

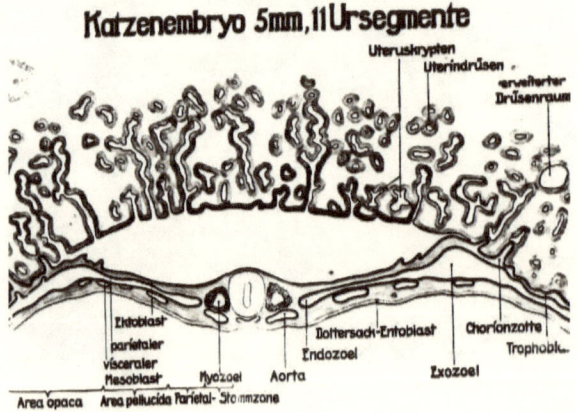

Das paraxiale Mesoderm liegt rechts und links der Chorda und verdichtet sich in kraniokaudaler Abfolge zu den Somitenpaaren, segmental angeordnete Urwirbel (Periodus sulci neuralis maturi et somitorum immaturorum der Metamerula). Diese sind über Somitenstiele immer noch mit dem Seitenmesoderm verbunden. Die Lateralplatte spaltet sich zur inneren **Splanchno (Viszero) -pleura**, die der endodermalen primitiven Darmrinne und dem Dottersack anliegt, und der äußeren **Somatopleura**, die der ektodermalen Körperwand anliegt. Die Spalthöhle dazwischen ist das **Coelom**, das später die Körperhöhlen bildet. Beide Lamellen und das Coelom haben einen embryonalen und einen extraembryonalen Teil. In der Viszeropleura entwickeln sich rasch die ersten Blutgefäße. Inzwischen heben sich die Neuralwülste, verbinden sich und verschmelzen median zum **Neuralrohr** nur durch den vorderen und hinteren **Neuroporus** noch geöffnet.

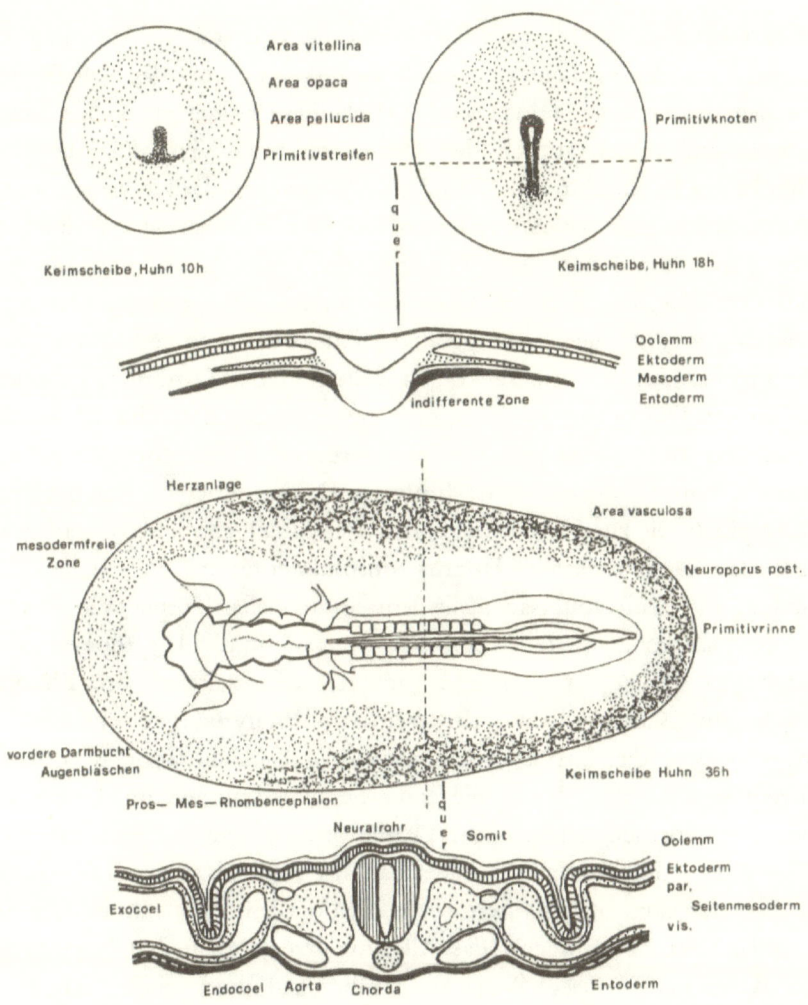

Über der Verschmelzungslinie wird ein Rest des Neurektoderms beiderseits des Neuralrohrs als paarige **Neuralleiste** in die Tiefe verlagert. Das Neuralrohr verlängert sich und formt kranial die Hirnbläschen innerhalb des primitiven Kopfs, der nun die Herzanlage im primitiven Pericard vor der Prächordalplatte überwächst. Am Kopf werden nun verschiedene **Pla-**

coden, wie die Ohr-, Linsen-, Riech- und Hypophysenplacode sichtbar. Chorda, Neuralrohr, Neuralleisten, Somite und Dottersack sind die sogenannten **Primitivorgane**, transitorische Organe, die später zu verschiedenen, bleibenden Strukturen umgewandelt werden.

Während sich der Kopf abfaltet, kommt es auch lateral zur Abfaltung des Körpers von den extraembryonalen Teilen, die nun über den Nabelstrang mit dem Embryo verbunden sind. Durch diese Faltungsvorgänge haben sich die Prächordalplatte an den Grund der primitiven Mundbucht als **Membrana buccopharyngica** und das Pericard mit der Herzanlage unter den Kopf zum **Herzwulst** verlagert. Der Herzschlauch wird dadurch S-förmig gekrümmt, der Einströmungsteil liegt nun kaudal und hat eine Mesodermfalte, das **Septum transversum**, mit hochgezogen. Der Ausströmungsteil ist nach vorn gerichtet mit den primitiven **Aorten**. Im Embryo hat sich durch diese Vorgänge die primitive Darmrinne zu einem **primitiven Darmrohr** abgefaltet, mit einer **vorderen Darmbucht** von der Membrana buccopharyngica bis zur **vorderen Darmpforte** über dem Septum transversum und einer **hinteren Darmbucht** von der **hinteren Darmpforte** bis zur Kloakenmembran. Der Mitteldarmbereich steht noch über den Dottersackstiel, **Ductus omphaloentericus**, in weiter Verbindung mit dem Dottersack. Mit dem embryonalen Körper wächst auch dieses Darmrohr, später kommt es sogar zum überproportionalen Wachstum. Hinter der Rachenmembran entsteht zwischen den **Pharyngealbogen** (Kiemenbogen) der **primitive Pharynx** (Kiemendarm), es folgen kaudal die **Laryngotrachealrinne** und direkt an der vorderen Darmpforte in das darunterliegende Septum transversum hinein die primitive Leberbucht. Hinter der Darmpforte entsteht die spindelförmige Magenanlage und durch starkes Wachstum die Mitteldarmschleife mit der A. mesenterica cranialis als Achse (von der dorsalen Aorta). Im Bereich der hinteren Darmbucht wächst das **Allantoisdivertikel** in den Nabelstrang ein. Wenn sich in dieser Weise der Embryonalkörper gebildet hat, kann man eine Alterschätzung durch Messung der sogenannten **Scheitel-Steiß-Länge (SSL)** durchführen. Dabei wird die Rückenlänge vom Scheitelwulst bis zur Steißkrümmung gemessen.

Embryonalentwicklung

Während der Embryonalperiode werden die Plazenta gebildet, die Primitivorgane transformiert und alle bleibenden Organe und Gewebe während der beginnenden Organogenese entwickelt. Die Embryonaleriode dauert ungefähr bis zur Hälfte der Gravidität und ist entsprechend der wichigsten Vorgänge in 6 weitere Phasen unterteilt (Periodus tubi neuralis, Periodus pharyngealis initialis, Periodus pharyngealis ultima, Periodus gemmarum membrorum initialis, Periodus gemmarum membrorum sera, Periodus labii fissi) wobei das Neuralrohr, der primitive Pharynx und die Extremitäten-knospen sichtbar werden.

Fruchthüllen und Implantation

Die freie Blastozyste wird **histiotroph**, von den Uterussekreten ernährt. Mit fortschreitender Entwicklung ist das nicht mehr ausreichend. Deshalb werden parallel zur Morphogenese in der 2.-3. Woche bei allen Land-vertebraten die Fruchthüllen (extraembryonalen Membranen) mit der Plazenta gebildet. Über diese nimmt der Embryo mit der Uterus-schleimhaut Kontakt auf und ermöglicht die **hämotrophe** Ernährung. Voraussetzung ist ein kompliziertes Wechselspiel embryonaler und maternaler Signale, was Gegenstand besonderer Forschung ist. Die Kontaktaufnahme heißt **Einnistung** (Nidation) beim Menschen, Meer-schweinchen und bei Fledermäusen, wo es zur interstitiellen Verbindung kommt. Bei den meisten Haussäugern spricht man besser von Implantation, die bei Pferd, Wiederkäuern, Fleischfressern und Schwein zentral im Uteruslumen erfolgt. Bei Nagern geschieht die Implantation dagegen exzentrisch in einer Uterusbucht. Der **Zeitpunkt** ist tierartlich unterschiedlich: **Schwein 10.-12. Tag (112-115 Tage Graviditätsdauer), kleiner Wiederkäuer 10.-15. Tag (144-152), Katze 13.-14. Tag (63-65), Rind 16.-18. Tag (279-285), Hund 17.-18. Tag (58-65), Pferd 35.-42.Tag (329-345).**

Das Endometrium bereitet die Implantation durch spezifisches Wachstum des Gewebes, insbesondere der Drüsen vor und bewegt mittels des Myometriums die Blastozysten, verteilt sie entlang der Uterushörner. In seltenen Fällen kann es dadurch auch zur intra- oder **transuterinen Migration** der Blastozysten kommen. Selten sind **ektopische Implan-tationen**, wenn befruchtete Eizellen oder Frühembryonen in die freie Bauchfellhöhle gelangen oder sich im Eileiter anheften (der dann rupturiert). Bei vielen Wildtieren bleibt die Blastozyste durch meist noch unbekannte Faktoren im Wachstum zurück und wird erst Monate später implantiert (Reh 4 Monate, Dachs 5 Monate, Marder 6 Monate). Diese **verzögerte Implantation** soll die Geburt des Jungtieres in, für die Spezies, günstigen Jahreszeiten sichern.

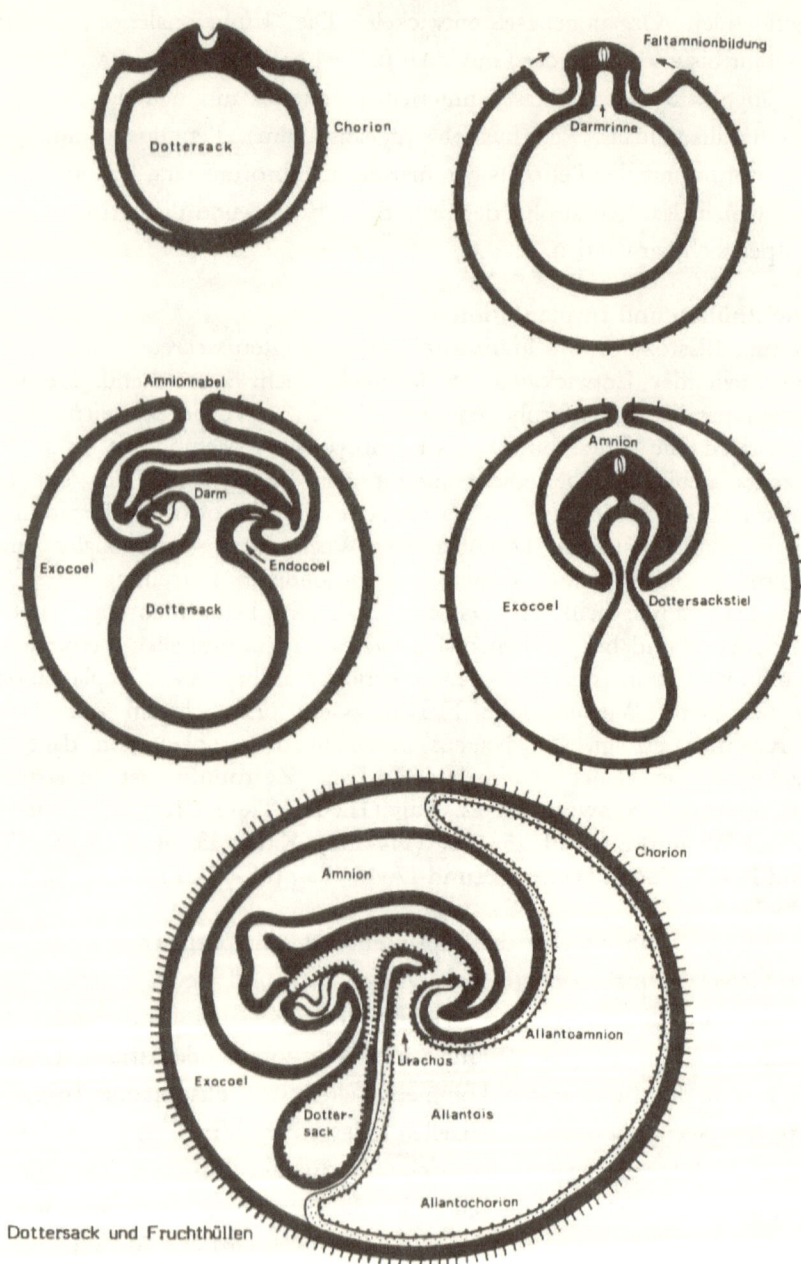

Dottersack

Der Dottersack bildet sich die entodermale Umwachsung der Keimblase.

Extraembryonal entsteht die Delamination des Entoderms die bilaminäre Omphalopleura, die bei den Vögel tatsächlich Dottermaterial umfaßt.

Durch das Eindringen des extraembryonalen Seitenmesoderms wird diese zunächst trilaminär und mit der Spaltung des Mesoderms trennt sich nun der innere Dottersack vom äußeren Chorion. Dazwischen liegt das extraembryonale Coelom. Nur der ganz distal gelegene Bezirk bleibt bei Fleischfresser und Pferden einige Zeit ohne Coelom als **Dotter-sackplazenta** bestehen. Die Blutgefäße in der Wand des Dottersacks werden von den **Aa./Vv. omphalomesentericae (vitellinae)** versorgt. In der Wand sitzen neben den feinen Dottersackgefäßen auch **Blut-bildungsinsel (megaloblastische Periode der Blutbildung)**. Bei Nager mit **Keimblattumkehr** bildet der Dottersack auch eine der Fruchthüllen.

Chorion

Das Chorion entwickelt sich als äußere Hülle ebenfalls aus dem Trophoblasten, wenn das extraembryonale Coelom entsteht. Das Chorion wächst sehr stark in die Länge, besonders beim Schwein und Wiederkäuer und wird zum äußerlich sichtbaren **Fruchtsack**, der sich über beide Uterushörner erstrecken kann. Erst wenn sich die **Allantoisblase** von innen bis zum Chorion reicht, wachsen die **allantoiden Gefäße** in diese nun bilaminäre Außenschicht, das **sekundäre Chorion**. Während das primäre Chorion nur zarte, nicht vaskularisierte Zotten trägt, besitzt das sekundäre Chorion durch die allantoiden Gefäße vaskularisierte Zotten.

Amnion

Bei den meisten Haussäugern sinkt der Embryo ein, der Trophoblast überwächst und faltet sich über dem Embryo und verschmilzt schließlich, so daß um den Embryo eine neue Höhle, das Amnion entsteht (**Faltamnion**). Bei Nagern und Primaten entsteht das Amnion dagegen durch Cavitation im Trophoblasten (**Spaltamnion**). Durch Flüssigkeitsabsonderung wächst das Amnionbläschen um den Embryo und kann schließlich Kontakt zu den anderen Eihäuten erlangen. So entstehen **Allantoamnion und Allantochorion**, beim Wiederkäuer und Schwein im dorsalen Bereich des Fruchtsacks auch das **Amniochorion**.

Allantois

Die Allantois ist ein Auswuchs des Endarm in das extraembryonale Coelom (Exocoel). Enddarm und Allantoisbläschen (extraembryonaler Harnsack) stehen über den Allantoisstiel, **Urachus**, in Verbindung.

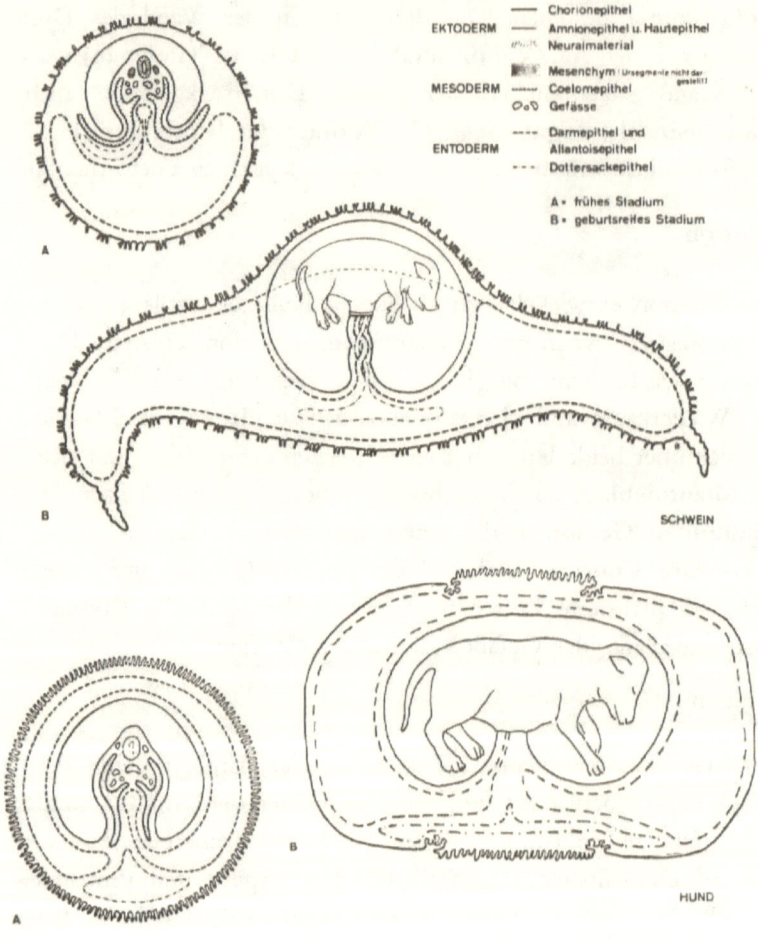

Während sich der Dottersack zunehmend verkleinert, vergrößert sich durch die Funktion der Nieren die Allantois in das Exocoel hinein bis sie schließlich den Embryo mit seinem Amnion vollständig (Pferd, Fleischfresser) oder zum größten Teil (Wiederkäuer und Schwein) umgibt und das Allantochorion und Allantoamnion bildet. Die Aa. umbilicalis versorgen das Allantochorion und damit die Plazenta, die Vv. umblicalis führen das Blut zurück zum Embryo. Das Allantochorion schnürt bei Pferd nach innen häufiger Teile ab, die als sogenannte **Fohlenbrote** in der Allantoisflüssigkeit schwimmen. Sie wurden wegen ihrer Hormonbildung (Choriongonadotropine) früher als Aphrodisiakum verwendet.

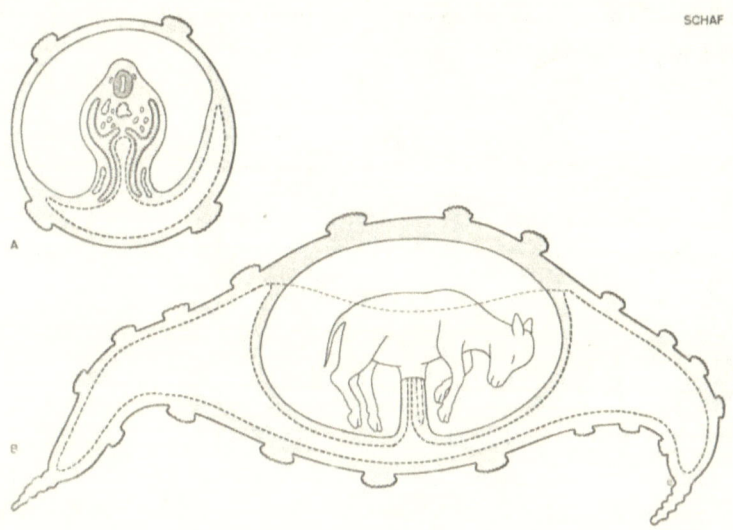

SCHAF

Plazentation

Nach der Implantation entwickelt sich zwischen dem embryonalen Chorion mit seinen Zotten und den Krypten (Drüsenmündungen der Uterindrüsen) des Endometriums ein komplexes Organ, die Plazenta, zum Stoffaustausch und zur Ernährung des Embryos. Das mütterliche Blut wird in tierartlich unterschiedlicher Weise am Blut der Chorionzotten vorbeigeführt. Das sauerstoff- und nähstoffreiche, choriale Blut wird durch die **Vv.umbilicalis** via Nabelstrang dem Embryo zugeführt. Das sauerstoffarme, schlackenreiche Blut wird wird der Plazenta via Nabelstrang zugeführt. Der Nabelstrang enthält neben diesen allantoiden Gefäßen bei Tieren mit einer Dottersackplazenta (Pferd, Fleischfresser) außerdem noch Reste der vitellinen Gefäße und den Urachus. Zwischen diesen Strukturen liegt ein glykoproteinreiches, embryonales Bindegewebe (**Whartonsche Sulze**), außen ist der Strang unterschiedlicher Länge körpernah von embryonaler Haut, sonst vom Amnion bedeckt. Beim Pferd gibt es auch einen Allantoisteil. Zwischen **Haut- und Amnionteil** liegt die spätere Sollbruchstelle für die Nabelstrangruptur. Die Nabelvenen können mehr oder weniger dicht vor dem Embryo verschmelzen, so daß tierartlich unterschiedlich viele Gefäße im Nabelstrang enthalten sind; auch die Länge ist tierartlich verschieden: Pferd 60 cm (ca die 1/2 Fetallänge) mit 3 Gefäßen der Mitte des Nabelstrangs; Rind 25 cm (1/4) 4; Schaf 12 cm (1/4) 4; Ziege 8 cm (1/6) 4; Schwein 25 cm (1) 3; Hund 8 cm (1/2) 3; Katze 4 cm (1/3) 3; Mensch 100 cm (3) 4.

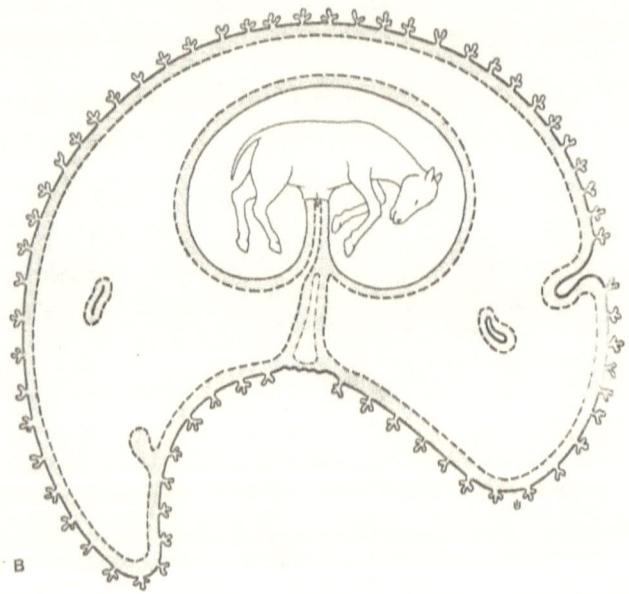

Klassifikation
Artunterschiede der Plazenta werden üblicherweise nach fünf Kriterien beschrieben:

1. Anteil verschiedener Fruchthüllen

Bei Pferden und Fleischfressern entwickelt sich im ersten Quartal zunächst eine choriovitelline (omphaloide) Plazenta.

2. Grobstruktur (Anatomie) der Plazenta

Das sekundäre Chorion hat einen glatten, zottenfreien Anteil (**Chorion leave**) und einen zottentragenden Anteil (**Chorion frondosum**). Sind die Zotten gleichmäßig auf dem Chorion frondosum verteilt, spricht man von einer **Plazenta diffusa**. Beim Schwein sind nur die Enden des Fruchtsacks ohne Zotten (**Plazenta diffusa incompleta**), beim Pferd liegt praktische kein Chorion frondosum vor (**Plazenta diffusa completa**). Bei der **Plazenta cotyledonaria (multiplex)** der Wiederkäuer liegen Zottelbüschel in Form der **Kotyledonen** vor, die mit den uterinen **Karunkeln** verbunden sind. Zusammen bilden Kotyledonen und Karunkeln (Cotyledo maternae) 60-120 Plazentome meist in vier Reihen angeordnet. Bei der **Plazenta zonaria** der Karnivoren liegt das Chorion frondosum in einem gürtelförmigen Bereich vor und bei der **Plazenta discoidea** (Primaten, Nager) oder bidiscoidea (Elefant) liegt das zottentragende Chorion in einem runden oder ovalen Bezirk vor.

3. Feinstruktur (Histologie) der Plazenta

Die dreidimensionale Feinstruktur zwischen materner und fetaler Seite kann unterschiedlich sein. Beim Pferd und Schwein ist das Chorion faltig oder leistenförmig, beim Fleischfresser und Kaninchen liegen Lamellen in einem Labyrinth vor und beim Wiederkäuer Zottenbüschel.

4. Verbindungstyp

Abhängig vom Grad der Auflösung der Schichten zwischen maternem und fetalem Blut unterscheidet man zwischen **nondeciduaten Semiplazenten** (ohne oder geringem Abbau) und **deciduaten Plazenten (Plazenta vera)**. Bei den Nondeciduaten (Pferd, Schwein, Wiederkäuer) geht bei der Geburt nur die Fruchthüllen als Nachgeburt (**Decidua**) verloren, bei Deciduaten (Fleischfresser, Nager, Primaten) geht sofort auch blutig der funktionelle Teil der Uterusschleimhaut verloren. Allerdings lösen sich auch bei Nondeciduaten sekundär im **Puerperium** (Nachgeburtsphase) die maternal zugebildeten Teile (z.B. Karunkeln) als **Lochialsekret**. Unterbleibt die regelzeitige Ablösung, spricht man von Nachgeburtsverhalten (**Retentio secundinarum**)

Plazentation I

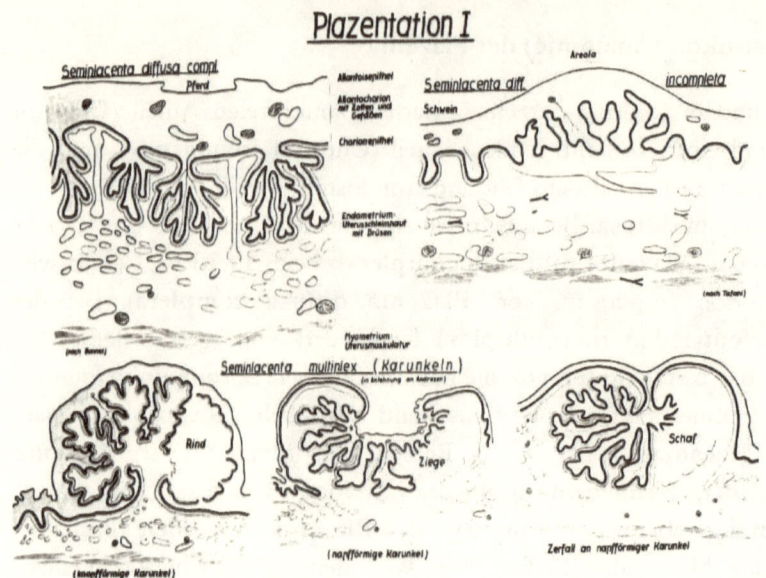

5. Ultrastruktur der Placenta

Die embryonalen und maternalen Gefäße sind durch mehr oder weniger Schichten getrennt, die die **Plazentarschranke** bilden. Bei den **epitheliochorialen Plazenten** sind das das choriale Endothel, Mesenchym, das choriale Epithel, das materne Epithel, Bindegewebe und das materne Endothel (Schwein, Wiederkäuer, Pferd). Bei **syndesmochorialen Plazenten** fehlt zumindest teilweise das Uterusepithel (Schaf und Ziege). Bei den **endotheliochorialen Plazenten** reicht das Chorionepithel direkt an das materne Endothel (Fleischfresser), und bei den **hämochorialen Placenten** (Primates, Rodentier) fehlen alle maternen Schichten, so daß das materne Blut direkt die fetalen Zotten umspült. Bei vielen Arten hat man mehrere Typen in verschiedenen Lokalisationen nebeneinander: die **Areolae** bei Pferd und Schwein, **Junktionszonen** bei Wiederkäuern und die **Paraplazenta** beim Fleischfresser. Diese Zonen sind Gegenstand intensiver Forschung, denn sie haben für die Stoffwechsel (zum Beispiel Eisen) und den Hormonhaushalt (Choriongonadotropine, Gestagene) große Bedeutung.

Die Plazenta ändern ihre Form, Göße und Struktur während der Gravidität. Spezialisierte Trophoblastzellen, wie die **Deciduazellen**, sind zur Phagozytose, zum Stoffaustausch und zur Hormonbildung fähig. Bei einigen

Spezies werden auch **Choriongonadotropine** gebildet (Stuten), plazentales Laktogen (Wiederkäuer), Östrogene, Progesterone und andere parakrine, metabolische Faktoren. Nach der Geburt bilden die Fruchthüllen und die Plazenta die 'hinfälligen Häute' , Decidua. Fehlbildungen kommen ebenfalls vor, wie z.B. die avillöse oder diffuse Plazenta bei Wiederkäuern.

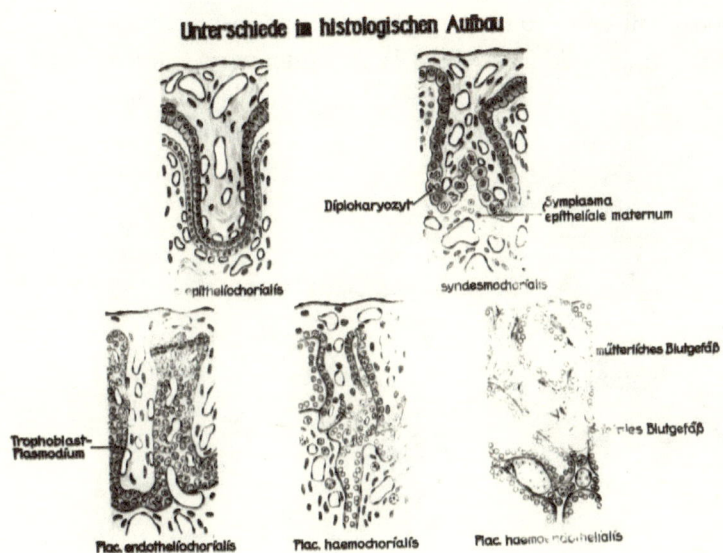

Organogenese

Ab der 3.-4. Graviditätswoche werden bei Säugern alle Körperteile und Organe durch die verschiedenen Keimblätter bzw. die transitorischen Primitivorgane gebildet. Das ist ein sehr komplexer Vorgang kontrolliert durch verschiedene Gene und sekundäre Faktoren wie Hormone und Induktoren, parallel in verschiedenen Organe ablaufend. Aus diesem Grund ist besser nun die verschiedenen Organe in ihrer Entwicklung separat zu beschreiben.

Das Kardiovaskuläre System

Blutgefäße

Herz, Gefäße und Blutzellen haben den gleichen mesodermalen Ursprung in mesenchymalen Zellen, die ein Netzwerk bilden, wobei sich äußere Zellen solcher **Blutinseln** abflachen, verbinden und zu **Endothelzellen** werden und innere Zellen sich abrunden und zu primitiven **Hämozytenblasten** werden. Interzellulär-flüssigkeit bildet innerhalb dieser einfachen Gefäße das Plasma. Aus dem primitiven Netzwerk, das embryonal und auch extraembryonal entsteht, sondern sich nach und nach Haupt-strombahnen heraus, die Anschluß zum primitiven Herzen besitzen.

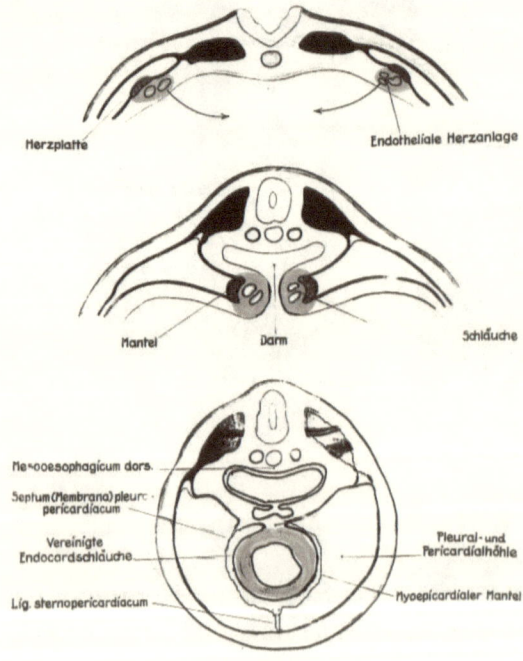

Herzplatte   Endotheliale Herzanlage

Mantel   Darm   Schläuche

Mesooesophagicum dors.

Septum (Membrana) pleuro-
pericardiacum

Vereinigte
Endocardschläuche

Lig. sternopericardiacum

Pleural- und
Pericardialhöhle

Myoepicardialer Mantel

Herz

Bereits in der zweiten Woche differenzieren sich mesodermale Zellen vor der Prächordalplatte und bilden dort die **kardiogene Zone**. Während der dritten Woche bildet sich daraus das primitive Herz in Form von zwei **Endothelrohren**, die median ver-schmelzen. Sie werden von vordersten Teil des Coeloms, der primitiven **Pericardhöhle**, umgeben. Von vorn gelangen die Vv. omphalomesentericae aus dem Dottersackgebiet in den vereinten Herzschlauch, nach hinten gehen die beiden primitive Aorten in den Embryo und Dottersack zurück. Während der Neurulation wird die Herzanlage durch den Embryo überwachsen und dadurch gedreht, so daß der Einstrom nun kaudal, der Ausstrom kranial gerichtet ist.

Dieser Vorgang wird der Herzabstieg, **Descensus cordis**, genannt. Durch die Drehung wird auch das Pericard nach ventral gedreht und damit die Verbindung zum hinteren Teil des Endocoels, dem **Cavum pericardioperitonealis** zum **Canalis pericardioperitonealis** eingeengt. Außerdem wird durch die Drehung der Einströmungsteil mit einer Mesodermfalte hochgezogen. So entsteht das Septum transversum und die Gliederung der Darmrinne (siehe Verdauungsapparat). Das Endothel des Herzschlauches wird das Endocard, umgeben vom halbflüssigen 'Herzgelee', aus dem später das Myocard wird. Der nun vordere Teil ist der **Truncus arteriosus**, der aus dem **Bulbus** abgeht und die **ventralen Aorten** abgibt. Diese entwickeln mehrere **Kiemenbogenarterien**, die in die beiden **dorsalen Aorten** übergehen. Mit der Allantoisbildung gehen aus den dorsalen Aorten gehen kaudal die **Umbilicalarterien** zur Plazenta ab, und aus der Plazenta gehen über den Nabelstrang die **Umbilicalvenen** zum Einströmungsteil, dem **Sinus cordis**, dem **Atrium** und dem folgenden **Ventrikel**. Durch starkes Wachstum wird der Herz-schlauch erst zur Herzschleife, die sich dann mit ventrokaudal gerichtetem Apex auf die rechte Seite legt. Das Atrium vergrößert sich dadurch als Querschenkel mit den Einströmungsteilen zu den Seiten. Die Einströmungsteile sind beiderseits der **Ductus Cuveri** , welche von den **Kardinalvenen**, den Umbilicalvenen und den Dottersackvenen Blutzufluß erhalten. Die zwischen Atrium und Ventrikel wird eine Einschnürung von außen, der **Sulcus atrioventricularis**, und eine weitere zwischen dem Ventrikel und dem Bulbus, der **Sulcus ventriculobulbaris**, deutlich. Der linke Sinus reduziert sich zum **Sinus coronarius** nachdem sich die linke Umbilicalvene zurückgebildet hat und der Rechte bildet dann allein den **Sinus venarum**.

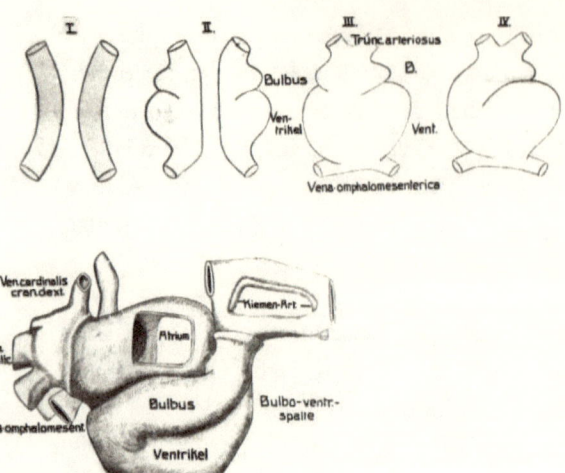

Im Inneren beginnt eine Septierung zunächst im Atrium durch Bildung einer Endothelleiste, dem **Septum primum**, die ins Lumen vorstößt und so ein **Ostium primum** zwischen dem nun rechten und linken Atrium bildet. Gleichzeitig erweitert sich der Vorhofsbereich, indem die **Herzohren** rechts und links um den Bulbus-Truncus herum auswachsen. Die definitive Trennung der Atrien wird das **Septum secundum** von der anderen Seite aus erreicht. Rechts und links sind nun nur noch durch eine ovale Öffnung im Überlappungsbereich der jeweiligen Enden der Septen, dem **Foramen ovale**, verbunden. Der untere Teil des Septum primum bildet gewissermaßen eine Klappe, die nach der Geburt durch die Druckänderung in den Atrien geschlossen wird. Zwischen Vorhöfen und Ventrikel wachsen Verdickungen des Endocards, die **Endokardkissen**, und teilen später den atrioventrikulären Kanal in ein rechtes und linkes Ostium atrioventriculare, wegen der Form **Ohrkanal** genannt.

Die Septierung des Ventrikels, des Bulbus und Truncus wird durch das Wachstum zweier längs, spiralig angeordneter **Endokardleisten** eingeleitet. Wenn sie verwachsen sind rechte und linke Kammer und der Trunkus in Aorta und Truncus pulmonalis geteilt. Dorsal sind beide Kammern noch über den freien Rand des Septums interventriculare verbunden. Die Ohrkanäle bilden später die Klappen als Endokardduplikaturen aus. In gleicher Weise bilden sich die Aorten und Pulmonalisklappe.

Während der weiteren Entwicklung wird der Sinus venosus ins rechte Atrium mit einbezogen. Dadurch münden später die kraniale und kaudale

Vena cava separat ins rechte Atrium. Ein Teil der späteren Pulmonalvene wird in ähnlicher Weise ins linke Atrium mit einbezogen. Während der fetalen Histogenese werden die Klappen, die Koronargefäße, das Erregungsleitungssystem und das Myokard weiterentwickelt. Das Herz beginnt schon nach der Bildung der ersten Myokardzellen, vor der Entwicklung des Erregungsleitungssystems, mit ersten **spontanen Kontraktionen**.

Es ist nicht überraschend, daß diese komplizierten Vorgänge leicht Störungen unterliegen können. So kommen zahlreiche Missbildungen vor wie **Acardie, Situs inversus, Ectopia cordis, oder Septumdefekte und Transposition großer Gefäße, Pulmonalstenose, Aortenstenose oder Kombinationen wie die Tetralogie von Fallot oder das Eisenmenger-Syndrom**.

Arterien

Vom Truncus arteriosus entwickeln sich zeitlich und räumlich nacheinander 6 Paare von Kiemenbogenarterien (**Pharyngealarterien**), die von den ventralen Aorten durch die Kiemenbogen zu den dorsalen Aorten laufen. Diese liegen zunächst paarig vor, später wird die rechte Aorta (beim Vogel die Linke) zurückgebildet. Von der Aorta gehen dorsale, laterale und ventrale Segmentalarterien ab. Die ventralen, unpaaren Aa. omphalomesentericae entwickeln sich mit dem Darm. Paarige Lateralarterien sind z.B. auch die Aa. umbilicales, die mit der Allantois auswachsen und zur Plazenta ziehen.

Die ersten beiden (jeder Seite natürlich!) Kiemenbogenarterien werden bei den Haussäugetieren rasch wieder zurückgebildet, die 3. wird zum **Carotisbogen**, die 4. bildet rechts den Ursprung der **A. subclavia** und links den bleibenden **Aortenbogen**. Die 5. wird ebenfalls zurückgebildet und die 6. bildet **rechts die A. pulmonalis, links den Ductus arteriosus (Botalli)**, der erst nach der Geburt verödet. Der Rest ist das Lig. arteriosum. In seltenen Fällen persistiert der Ductus arteriosus. Bei Hunden kann ein persistierender, rechter Aortenbogen als Ring um Trachea und Oesophagus zu einer Dysphagie führen.

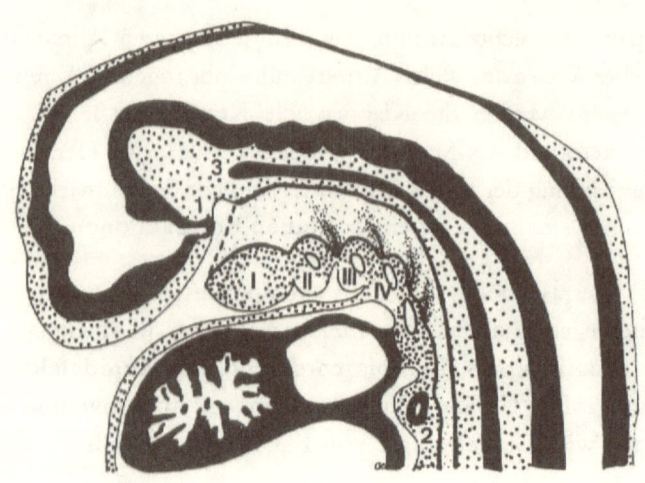

Venen

Mit dem Sinus ist jederseits der Ductus Cuveri verbunden. Von ihm laufen jederseits die kraniale und kaudale Kardinalvene, die Umbilicalvenen und die Vv. omphalomesentericae. Die Kardinalvenen entlassen im Kopfbereich die **Suprakardinalvenen** und im Rumpfbereich die **Subkardinalvenen**. Durch die Leberentwicklung werden im Gebiet der Vv. omphalomesentericae ein Netzwerk von **Vv. hepaticae advehentes** zur Leber und - **revehentes** zum Sinus gebildet. Ein Kurzschluß beider ist der **Ductus venosus (Arantii)**.

Die weitere Venenentwicklung ist durch Bildung von Hauptstrombahnen und dem Verlust einiger Nebenstrecken gekennzeichnet. Die linke kraniale Kardinalvene bildet einer Anastomose zur rechten Kardinalvene die **V. jugularis interna**. Die rechte kraniale Kardinalvene bildet den Endabschnitt der **V. cava cranialis**. Die Suprakardinalvene bildet die **Vena azygos**. Die **V. cava caudalis** hat eine sehr komplexe Entstehungsgeschichte. Ihr Endabschnitt kommt von der linken Omphalomesenterica, andere Teile von Subkardinal und Lebervenen (advehentes). Der Endabschnitt der **V. portae** stammt von der rechten Omphalomesenterica. Die Umbilicalvenen vereinigen sich mehr oder weniger weit von der Leber, geben aber nur wenig Blut in das Kapillarnetz der sich entwickelnden Leber. Das meisten Blut läuft über den Ductus venosus direkt in die

Hohlvene. Verschiedene Subkardinalvenen bilden Organvenen mit Abfluß zur V. portae, oder die Endaufteilung der Venen im kaudalen Körperabschnitt.

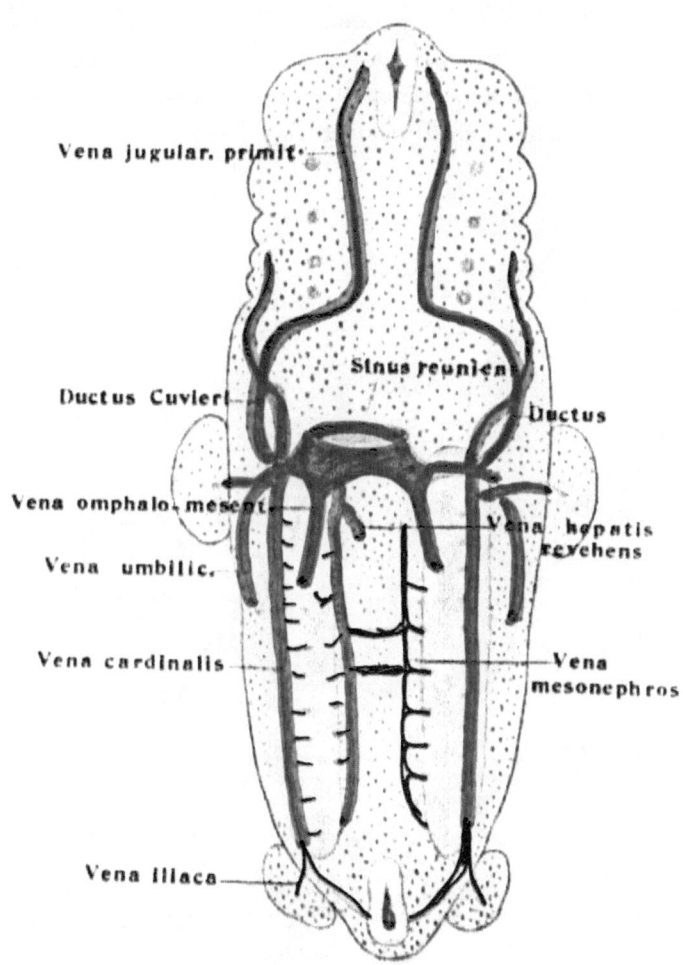

Kreislaufänderungen bei der Geburt

Bis zur Geburt geht sauerstoffreiches Blut von der Plazenta via Umbilicalvenen, Ductus venosus, Vena cava zum Sinus, mischt sich mit dem Blut des kaudalen Körperabschnitts und im rechten Vorhof mit dem Blut aus dem Kopfbereich. Ein kleiner Teil geht über den rechten Ventrikel zur Lunge, der größere Teil über den Ductus arteriosus zur Aorta oder über das

Foramen ovale zum linken Atrium, linken Ventrikel zur Aorta und in den Körperkreislauf. Das Mischblut der Aorta erreicht Körper und auch die Umbilicalarterien und damit die Plazenta. Mit der Geburt und der Unterbrechung der Nabelstranggefäße, sinkt der Sauerstoffgehalt des Blutes und löst so reflektorisch eine tiefe Inspiration aus. Blut fließt nun in die sich entfaltende Lunge und senkt damit den Druck im rechten Atrium. Dadurch schließt sich die Klappe vor dem Foramen ovale. Der Ductus arteriosus und venosus reduzieren sich innerhalb weniger Tage.

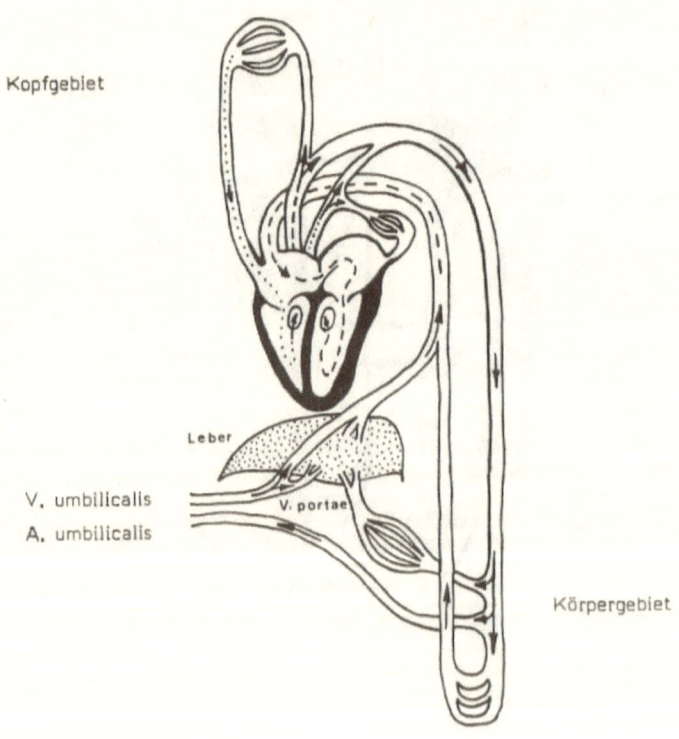

Blutbildung

Die embryonale Hämatopoese beginnt in der Dottersackwand. Das nennt man die **megaloblastische Phase der Blutbildung**, wobei primitive Hämozytoblasten in kleinen Zellnestern, Blutinseln, aus Mesenchymzellen gebildet werden. Später, in der **hepatolienalen Phase**, findet man solche hämopoetischen Kluster in verschiedenen Organanlagen, besonders der Leber und Milz. Im letzten Drittel der Gravidität und danach findet die Blutbildung im Knochenmark statt - die **medulläre Phase** der Blutbildung.

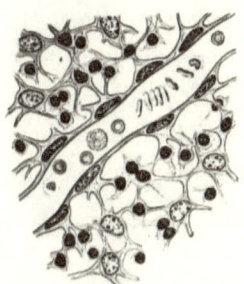

Das lymphatische System

Zusammen mit den Blutgefäßen entwickeln sich auch die **Lymphgefäße** aus Bindegewebsspalten. Größere Spalten bilden dabei **lymphatische Säcke** aus. An den Kreuzpunkten vieler Gefäße entstehen die **Lymph-knoten** als Ansammlungen von mesenchymalen Zellen. Im primitiven Knochenmark und Thymus entwickeln sich Lymphozyten aus Stamm-zellen. Diese proliferieren intensiv und besiedel während der fetalen Histo-genese die verschiedenen lymphatischen Organe.

Die Milz

Die Milz entsteht im dorsalen Mesogastrium und macht zusammen mit dem Magen eine Rotation durch (siehe Verdauungsapparat). Das retikuläre Grundgerüst stammt aus dem Coelomepithel, daß in das darunterliegende Mesenchym proliferiert. Diese Anlage wird sehr früh vaskularisiert und mit Hämozytenblasten besiedelt. In der hepatolienalen Phase der Blutbildung sind zahlreiche Blutbildungsinseln im primitiven Retikulum zu finden. Die weiße Pulpa entwickelt sich erst im letzten Trimester während der fetalen Histogenese.

Der Verdauungsapparat

Der Verdauungsapparat entstammt zwei Anlagen: der ektodermalen **primitiven Mundbucht** und dem entodermalen primitiven Darm. Beide werden bei der Neurulation gebildet und haben beide eine mesodermale Unterlage. Wenn die Darmrinne sich vom Dottersack abfaltet entstehen drei Abschnitte: die vordere und hintere Darmbucht und der noch offene Mitteldarmbereich mit dem Dottersackstiel (6). Die vordere Darmbucht reicht von der Buccopharyngealmembran bis zur vorderen Darmpforte und bildet den primitiven Pharynx, Kehlkopf, Trachea, Lunge (5), Magen (1), Leber (3) und Pankreas (4). Der Mitteldarmbereich verbindet Darmpforten und Dottersack und bildet im wesentlichen den Dünndarm (2). Die hintere Darmbucht reicht von der hinteren Darmpforte bis zur Kloakenmembran und bildet Dickdarm und Teile der Harn- und Geschlechtsorgane mit dem Urachus (7). Die primitive Mundbucht bildet die Mundhöhle.

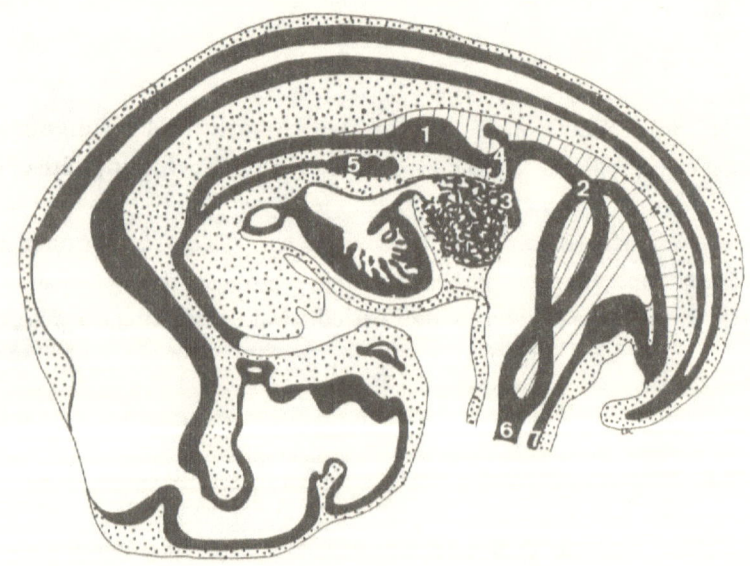

Primitiver Pharynx

Die Entwicklung des oberen Verdauungsapparats sowie die Entwicklung von Kopf, Hals, Gesicht und oberen Atmungsapparats ist eng an die

Bildung des primitiven Pharynx und seiner Transformation gebunden. Deshalb sollen diese hier zusammen besprochen werden. Mit 14-18 Tagen werden die Pharyngealbogen (Kiemenbogen) durch die **pseudosegmentale** Verteilung von **mesektodermalem Mesenchym** aus der Neuralleiste um den Anfangsabschnitt des Verdauungsapparats gebildet. Mit 18 Tagen degeneriert die Membrana buccopharyngea und der primitive Pharynx öffnet sich dann in die primitive Mundbucht, die vom ersten Kiemenbogen umgeben wird. Dieser erste Kiemenbogen (Mandibularbogen) teilt sich bald in einen **Ober- und Unterkieferfortsatz (wulst)**. Dahinter wächst der zweite Kiemenbogen (**Hyoidbogen**) rasch nach kaudal und deckt mit dem so entstehenden **Operculum** den kleineren 3. und 4. Kiemenbogen ab. Später, mit der Halsbildung, verwächst das Operculum und formt so den **Sinus cervicalis**. Einen 5. und 6. Kiemenbogen kann man bei Säugern nicht als Oberflächenbildungen ausmachen, doch im Inneren sind wie bei den anderen Kiemenbogen jeweils eine **Kiemenbogenarterie**, ein **Kiemenbogenskelett**, ein **Kiemenbogenmuskelblastem** und ein **Kiemenbogennerv** zu finden. Zwischen den Bogen liegen innen 5 entodermale **Kiementaschen** und außen 4 ektodermalen **Kiemenfurchen**. Taschen und Furchen, soweit vorhanden, sind ohne dazwischenliegendes Mesenchym zu bilaminären Verschlußmembranen (**Membrana obturatoria**) verbunden. Hat sich der Sinus cervicalis geschlossen, kann man von außen aber nur die erste Kiemenfurche erkennen.

Der Boden des primitiven Pharynx ist die sogenannte **Hypo-branchialplatte**. Dort entsteht die Zunge, Teile des Kehlkopfs und die Schilddrüse. Rostral liegt das **Tuberculum impar**, daß zusammen den beiden **lateralen Zungenwülsten** des ersten Kiemenbogens, der **Copula** (Eminentia hypobranchialis) und Material der folgenden Bogen die Zunge bildet, was sich in der späteren komplexen Innervation der Zunge spiegelt. Zwischen Tuberculum impar und Copula senkt sich die **Schilddrüsen-placode** zur Schilddrüsenanlage ein, die zunächst noch wie eine exokrine Drüse über den **Ductus thyreoglossus** mit dem Kiemendarm verbunden ist. Wenn später diese Verbindung verlorengeht, ist eventuell noch das **Foramen caecum** als Ursprungsort sichtbar. Der hintere Hypo-branchialbereich trägt mit den **Epiglottis- und Arytenoidschwellungen** zur Kehlkopfbildung bei (siehe Atmungsapparat).

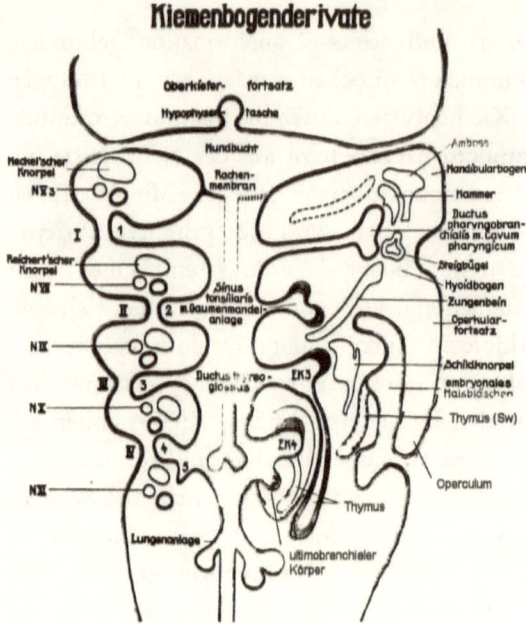

Kiemenbogenderivate

Kiemenbogenderivate

Die Kiemenbogenarterien verbinden dorsalen und ventrale Aorten, wobei 1., 2. und 5. rasch wieder reduziert werden, während die 3. zum Carotisbogen, die vierte links zur Aorta, rechts zum Stamm der A. subclavia und die 6. zu den Pulmonalisarterien werden. Der N. trigeminus gehört zum ersten Bogen, der N. facialis zum 2. Bogen, der N. glossopharyngeus zum 3. Bogen, der N. vagus zum 4. Bogen. Weitere Bogen fehlen beim Säuger, ihr postbranchiales Material ist dem N. accessorius zugeordnet. Dem Muskelblastem des ersten Bogens entstammt die Kaumuskulatur, dem 2. Bogen die Facialismuskulatur und den folgenden die Pharyngeal- und Laryngealmuskulatur. Der **Meckelsche Knorpel** stellt das Skelett des ersten Bogens dar. Er wird später in den Unterkiefer eingebaut und trägt zur Bildung von Hammer und Amboß bei. Der **Reichertsche Knorpel** gehört zum 2. Bogen und bildet später den Steigbügel, das Keratohyoid und das Stylohyoid. Das Material der folgenden Bogen trägt zur Bildung übrigen Zungenbein und den Kehlkopfknorpeln bei. Die erste Kiemenfurche formt den äußeren Gehörgang und mit seinen **Aurikularhöckern** die Ohrmuschel. Die erste Membrana obturatoria wird zum Trommelfell. Folgende

Furchen werden in den Sinus cervicalis miteinbezogen.

Schlundtaschenderivate

Die erste Schlundtasche bildet Ohrtrompete und Paukenhöhle, die Zweite bildet den Sinus tonsillaris, die Dritte und Vierte haben je eine dorsale Bucht für die Entwicklung der Epithelkörperchen und je eine ventrale Bucht für die Thymusbildung. Die Fünfte ist zu einer kleinen Bucht hinter der 4. Schlundtasche reduziert. Sie bildet das ultimobranchialen Körperchen, das bei Säugern der Schilddrüse ihre C-Zellen liefert (bleibt bei Vögeln isoliert). Bei Schweinen soll auch ektodermales Epithel des Sinus cervicalis zur Thymusbildung beitragen. Durch differenzielles Wachstum des Halses ist die spätere Topographie dieser Organe tierartlich unterschiedlich.

Kopf- , Hals- und Gesichtsentwicklung

Die Bildung von Kopf, Hals und Gesicht wird durch die Entwicklung der Hirnbläschen und Kopfplacoden einerseits und die Transformation der Kiemenbogen andererseits verursacht. **Ohr- und Linsen- und Riechplacode** sind bereits sehr früh eingesenkt. Die Riechplacoden sind durch die medialen und lateralen Nasenwülste zur paarigen Riechgrube geworden und der Kopf wegen der Hirnbläschenentwicklung durch **Stirnwulst, Scheitelwulst und Nackenkrümmung** deutlich modelliert. Zwischen den Gesichtswülsten befinden sich zunächst die **Gesichtsfurchen**, die später ektodermal überwachsen und mesenchymal aufgefüllt werden. Das ist ein art- und individualspezifischer Vorgang, der durch Störung zu verschiedenen Spaltbildungen, den **Lippen- und Gesichtsspalten**, wie der **Ceilo-gnatho-palato-chisis**, führen kann.

Zwischen dem Oberkieferwulst, der Linsenplacode und dem lateralen Nasenwulst jederseits liegt die **Nasentränenfurche**, die durch Überwachsung später zum Nasentränengang wird. Der mediale Nasenwulst und der Oberkieferwulst verwachsen beiderseits zu Oberkiefer und Oberlippe, die Unterkieferfortsätze verwachsen zum Unterkiefer und zur Unterlippe. Der Kaudalrand des zweiten Kiemenbogens wächst als Operculum über die folgenden Kiemenbogen, deckt sie zunächst ab und bildet später über ihnen den Sinus cervicalis. Der Vorderrand des zweiten Kiemenbogens bildet an der ersten Kiemenfurche die **Ohrhöckerchen** für die Bildung des äußeren

Ohrs aus. Das Mesenchym der Kiemenbogen proliferiert sehr stark und bildet zusammen mit dem Mesenchym der Hypobranchialplatte den Hals. Dabei gibt es deutliche Artunterschiede, insbesondere zwischen Säugern und Vögel. Während bei Vögeln hauptsächlich der zweite Kiemenbogen zum **Halswachstum** beiträgt, ist es bei Säugern der 3. Kiemenbogen. Das bedingt die bekannten Unterschiede in der topographischen Anatomie der Halsorgane und läßt nun auch äußerlich am Embryo die Artdiagnose leicht zu.

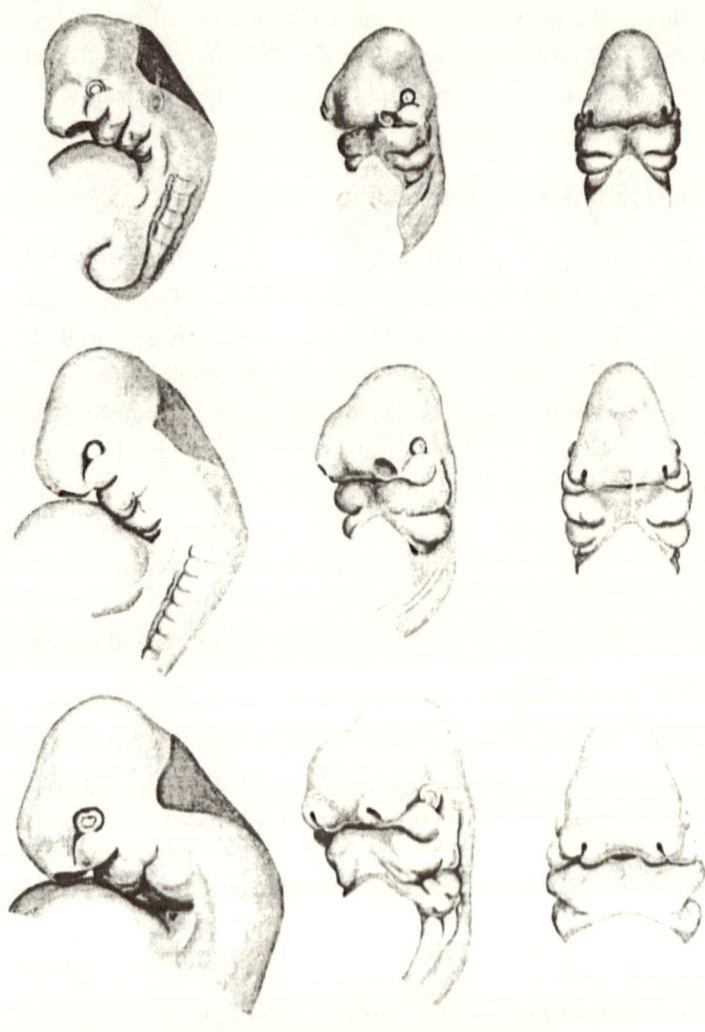

Mundhöhle und Zähne

Durch die Transformation der Kiemenbogen ist aus der primitiven
Mundbucht die Mundhöhle geworden, in der sich Zunge, Gaumen (siehe
Atmunsapparat), Speicheldrüsen und Zähne entwickeln. Zwischen Lippen-
und Kieferwülsten (aus dem ersten Kiemenbogen) entstehen oben und
unten die **Vorhofsleisten** (Buccolabiallamellen), die durch Epithel-
reduzierung den **Sulcus alveololabialis** und das Vestibulum entstehen
lassen, und dahinter die **Dentallamellen** (Zahnleiste) mit der Anlage der
Zähne. Aus den Zahnleisten sondern sich nach Art und Zahl der Zähne die
Schmelzorgane der Milchzähne und dahinter versetzt die der Dauerzähne.
Zunächst liegt jeweils ein epithelialer Schmelzkolben vor, der zur **Schmelz-
glocke** wird, die ein epitheliales Retikulum und eine mesenchymale Zahn-
papille umschließt. Das innere Schmelzepithel zur Papille hin differenziert
sich zu den **Adamantoblasten**, die Schmelz bilden. Aus dem benachbarten
Mesenchym der Papille entstehen die **Odontoblasten**, die das Dentin bilden. Umliegendes Mesenchym bildet schließlich Zahnfach, Zement und
Zahnhalteapparat mit großen tierartlichen Unterschieden.

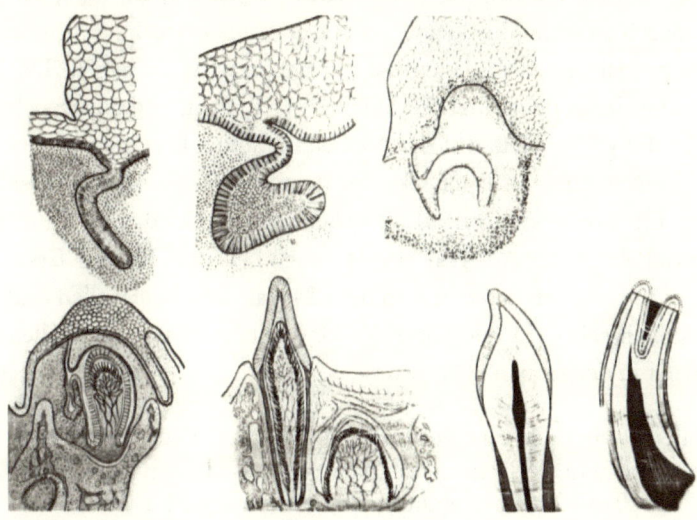

Speicheldrüsen

Neben den kleineren Wanddrüsen werden die großen Speicheldrüsen wie
Parotis, Mandibularis und Sublingualis durch Epithelsprossen der Mund-

höhle gebildet. Bei den großen **Anhangsdrüsen** dringen die Sprosse tiefer ein und verzweigen sich sehr stark. Die primären Sprossen werden zum Ausführungsgangsystem. Das **dichotom** entstandenen Endgeflecht wird zum Drüsengewebe, wobei die **Sprossungsphase** bei der Katze bis zum 36. Tag läuft. In der folgenden **Separierungsphase** werden dann kleinere Gänge und in den primitiven Läppchen gebildet. Während der fetalen Histogenese entstehen Schalt- und Streifenstücke, seröse und muköse Endstücke, in denen bereits komplexe Kohlenhydrate gebildet werden.

Oesophagus und Magen

Mit dem Wachstum des Halses verlängert sich der Vorderdarm zwischen dem primitivem Pharynx und der Magenanlage sehr stark. Das Entoderm wird zum Epithel dieser Oesophagusanlage, aus dem umliegenden Mesenchym entstehen die übrigen Wandschichten. Die Magenanlage ist spindelförmig mit einer dorsalen, großen Kurvatur und einer ventralen, kleinen Kurvatur, befestigt durch das dorsalen und ventrale Gekröse. Durch artspezifisches, differentielles Wachstum der Leber wird beim Säuger das Magenende mit dem Lebersproß nach rechts, ventral gedreht (**Magendrehung**). Dadurch kommt die kleine Kurvatur nach kranial, die große Kurvatur nach kaudal und der Magenausgang nach rechts zu liegen. Das Mesogastrium dorsale, in dem auch die Milzanlage entsteht, verlängert sich stark und bildet das große Netz mit der Netzbeutelhöhle. Das kleine Netz bildet sich aus dem ventralen Magengekröse. Beim Vogel unterbleibt diese Drehung durch die Entwicklung der Luftsäcke. Die verschiedenen Wandschichten entwickeln sich um den 19-24 Tag bei der Katze. Erste Magengrübchen und -drüsen entstehen ab dem 24 Tag. Die Belegzellen und Halszellen entstehen schon in der Mitte der Gravidität, die übrigen Zellen differenzieren erst in der fetalen Histogenese.

Bei Wiederkäuern wird das große Netz durch das Pansenwachstum modifiziert. Dort entsteht der Pansen als paariges Bläschen an der großen Kurvatur und hat damit Netzbeziehung, der Blättermagen an der kleinen Kurvatur und der Netzmagen dazwischen. Zunächst sind diese Vormagenabteilungen dorsoventral orientiert. Durch eine **Pansendrehung und -knickung** wird der Pansen nach links geknickt und gedreht, so daß das große Netz mit seinen Blättern an den Längsfurchen des Pansens ansetzt. Sekundäre Veränderungen, wie die Wand- und Milzverklebung des Pansens und die Verlagerung der linken Niere, ergeben sich durch die nachgeburtliche **Pansenvergrößerung**. Die Histogenese der Wandschichten geschieht in der fetalen Periode.

Darm

Durch die rasche Verlängerung der Mitteldarmschleife kommt es zum **physiologischen Nabelbruch** des Darmes in den Nabel hinein. Die Verlängerung zusammen mit der Magendrehung nach bewirkt beim Säuger eine schrittweise Rotation der Nabelschleife um 280-360° um die A. mesenterica cranialis herum, wodurch das Duodenum eine kranial offenen Haken und das Colon einen kaudal offenen Haken bilden (**Darmdrehung**). Beim Schwein, Wiederkäuer und Pferd kommt es außerdem zur einer starken Verlängerung und Differenzierung des Colon ascendens. Die Histogenese der Schichten findet in der fetalen Periode statt. Beim Situs inversus kommt es zur Gegendrehung und bei den verschiedenen Formen der gestörten Nabelrückbildung können Anhänge wie das **Meckelsche Divertikel** oder Fisteln auftreten. Bei Vögeln fehlt die Darmdrehung wegen der Entwicklung der Luftsäcke.

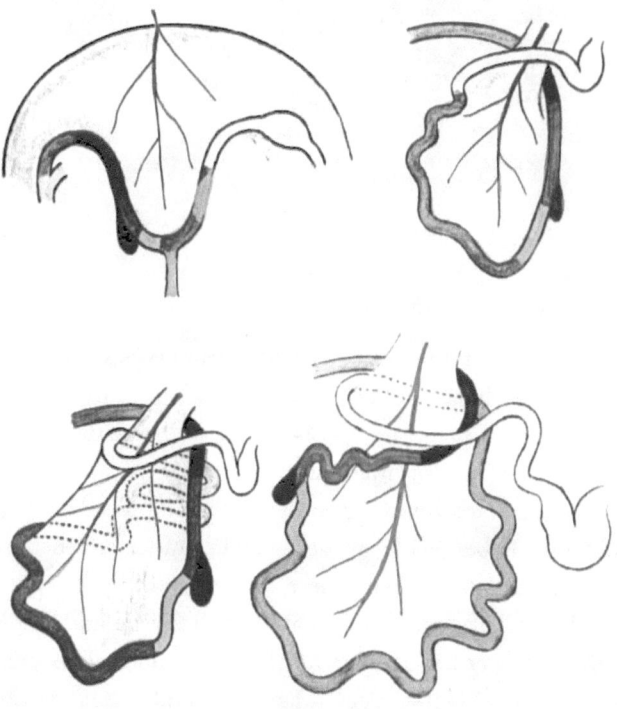

Durch Wachstum des **Septum urorectale** wird die anfängliche Kloake mit der Kloakenmembran in einen dorsalen **Anorektalkanal**, durch die **Analmembran** verschlossen, und den ventralen **Sinus urogenitalis**, durch die **Urogenitalmembran** verschlossen, gegliedert. Dazwischen liegt das

Perineum. Der Sinus urogenitalis ist über den Urachus mit der Allantois verbunden. Er wird später in einen **Vesikal-, Becken- und Phallusteil** untergliedert (siehe Urogenitalapparat). Auch hier ergeben sich weitere Differenzierung erst fetal.

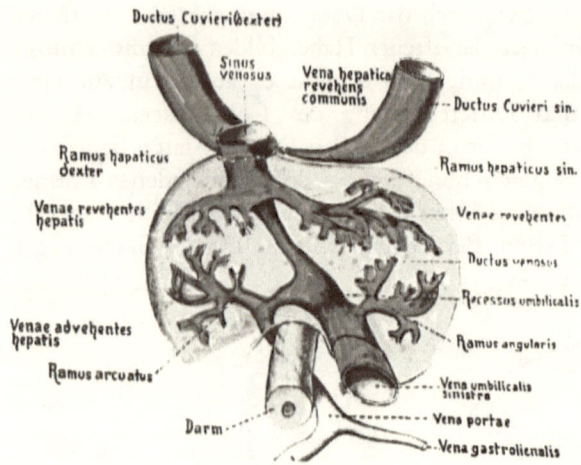

Leber und Pankreas

Hinter dem Magen wächst Epithel in das **Septum transversum (auch als ventrales Mesogastrium beschrieben)** und formt eine flache Grube als Anlage von Leber und Gallenblase. Von dieser Leberplatte wachsen zahlreiche Epithelsprosse in das Mesenchym um die Vena omphalo-mesenterica, die sich nun stark verzweigt und zwischen die Leberzellbalken in zu- und abführende Lebergefäße gliedert (Vv.hepaticae advehentes et revehentes). Während der fetalen Histogenese entstehen die Leberläppchen und Sinusoide aus dieser Anlage und die rechte Umblicalvene und die linke V. omphalomesenterica werden reduziert. Mit der frühen Leberanlage entstehen ebenfalls knapp hinter dem Magen **dorsale und ventrale Pankreasanlage** als Epithelsprosse aus dem Mitteldarmepithel. Durch starke Teilung entstehen Pankreasgänge und Endstücke. Am den Enden der Epithelsprosse sitzen die Stammzellen für die **Inselbildung**. Mit der Darmdrehung werden dorsale und ventrale Anlagen vereinigt.

Der Atmungsapparat

Nasenhöhle und Nasennebenhöhlen

Der obere Atmungsapparat entwickelt sich zusammen mit dem Kopf und dem primitive Pharynx. Die Riechplacoden senken sich zunächst in das Kopfmesenchym als **Riechgruben** ein. Sie sind durch den **primären Gaumen, die Membrana bucconasalis**, von der primitiven Mundhöhle getrennt. Mit etwa 19 Tagen bricht bei der Katze durch Perforation des primären Gaumens (primären Choanen) die primitive Nasenhöhle zur Mundhöhle durch. Der **sekundäre Gaumen** entwickelt sich aus den **lateralen Gaumenleisten** (Gaumenfortsätze) der Oberkieferwülste. Sie wachsen von der Seite abwärtsgeneigt zur Mitte und werden dann durch die Zungenentwicklung gehoben. Sie vereinigen sich von rostral nach kaudal. Mit dem Rest des primären Gaumens und bilden sie den bleibenden Gaumen. Zwischen primären und sekundären Gaumen liegen die Foramina incisiva, am Kaudalrand die sekundären Choanen und dorsal das Während der fetalen Histogenese entstehen harter und weicher Gaumen mit allen Oberflächenbildungen, Knorpel, Knochen und Drüsen. Bei Gesichtsspalten kann das Verwachsen der Gaumenleisten unterblieben sein. Die Gliederung der Nasenhöhle erfolgt durch Nischen- und Höhlenbildungen vom Siebbein und Oberkieferbein (**Nasendivertikel**) aus. Die Nasenneben-höhlen entstehen erst perinatal als Schleimhauteinsenkungen der lateralen Nasenwand.

Pharynx und Larynx

Der Pharynx entsteht aus dem primitiven Pharynx an dessen Ende sich ventromedian um den 15. Tag bei der Katze die **Laryngotrachealrinne** einsenkt. Sie wächst rasch in die Tiefe und läßt zwischen sich und dem sich entwickelnden Oesophagus das **Septum oesophagotracheale** entstehen. Der verdickte Ursprung bildet zusammen mit weiterem branchialem Material den Kehlkopf, dabei wird die hypobranchiale Eminenz zur Epiglottis und die lateralen Arytenoidfortsätze zu den Aryfalten. Der distalen Abschnitt bildet Trachea und Lunge.

Trachea und Lunge

Die rasch wachsende Spitze teilt sich bereits mit 18 Tagen bei der Katze zu den beiden primären Lungenbläschen (besser **Lungenknospen**), die aber später die Bifurcatio tracheae und die primären Bronchi bildet. Auch der Mittelabschnitt verlängert sich stark und wird zur Trachea, deren Wandbildung in der fetalen Histogenese läuft. Im sogenannten pseudo-glandulären Stadium (21-22. Tag) teilen sich die Lungenknospen dichotom (wie eine Drüse) in den Bronchialbaum, umgeben von viszeralen Mesoderm, das auch artspezifisch die Lungenoberfläche bildet. Die Anlage wächst in das Cavum pericardoperitoneale hinein (Coelom). Dabei wird vom ventralen Gekröse des Oesophagus wegen der Kardinalvenenfalten das Septum pleuropericardiale gebildet, das die entstehenden Pleuralhöhlen von der primären Pericardialhöhle trennt. Durch das weitere Wachstum dieser Beutel entsteht median das Mediastinum als Verbindung beider Pleuralsäcke um das Oesophagusgekröse. Die vordringenden Pleuralsäcke umwachsen das Herz und bilden so das sekundäre Pericard und seine Höhle. Nur median bleibt tierartlich unterschiedlich die Plica sterno-pericardiaca stehen. Beim Vogel sind auch diese Vorgänge durch die Luftsackentwicklung anders.

Der Canalis pleuroperitonealis schließt sich durch die fetale Zwerchfellsentwicklung, wobei durch die Magendrehung links der peritoneale Spalt (Recessus pneumatoentericus) als Sussdorfscher Raum erhalten bleibt. Während der fetalen Histogenese durchschreitet die Lungenentwicklung weitere Stadien.

Der Harn- und Geschlechtsapparat

Harn- und Geschlechtsapparat entstehen eng miteinander verbunden aus dem intermediärem Mesoderm, das durch die Abfaltung des frühen Embryos nach ventral verlagert wird und die unsegmentierte **Urogenitalplatte** mit einem lateralen **nephrogenen Strang** und einer medialen **Keimleiste** bildet. Beide werden von einem verdicktem Coelomepithel bedeckt. Der frühere Somitenstiel bleibt segmentiert und bildet **Nephrotome**. Der unsegmentierte Strang bildet den Vornierengang. Strang und Nephrotome differenzieren sich zu einem Nierensystem, **Holonephros**, in drei räumlich und zeitlich folgenden Generationen.

Die Vorniere

Die erste Generation ist bei Säugern ein rudimentäres Organ, nur in frühen Somitenstadien ganz kranial, etwa vom 5. - 11. Segment, mit einem **Nephrostom** und einem einfachen Kanälchen pro Segment auftritt. Diese Vorniere (**Pronephros**) hat je Segment ein **äußeres Glomerulum** versorgt von den dorsalen Aorten. Der Vornierengang endet im Enddarm und macht ihn damit zur Kloake. Nur bei einfachen Vertebraten, wie Cyclostomata, ist die Vorniere ein funktionierendes Organ, bei Säugern nur transitorisch.

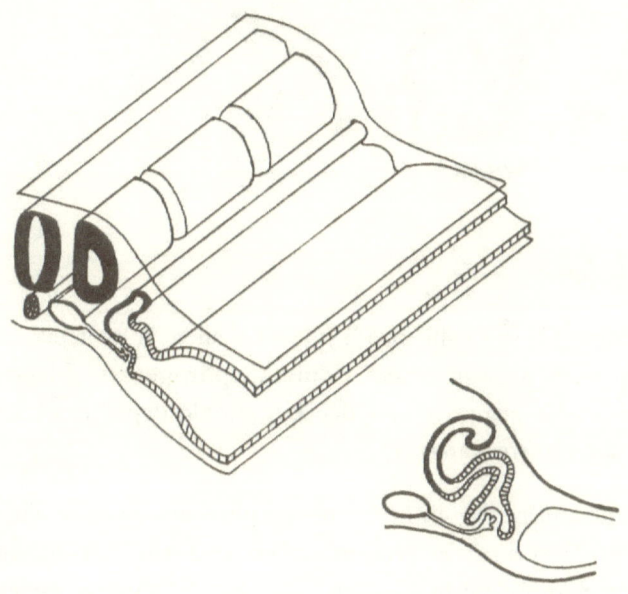

Die Urniere

Die Urniere (**Mesonephros**) entwickelt sich später und kaudal der Vorniere, etwa von 12.-29. Segment, mit 2-3 S-förmigen Kanälchen pro Segment und inneren Glomerula. Der Vornierengang wird zum **Urnierengang (Wolffscher Gang, Ductus mesonephridicus)**. Es ist die funktionierende Niere bei Amphibien und Fischen, bei Säugern ist es ebenfalls nur ein transitorisches Organ, allerdings embryonal besonders beim Schwein und Schaf im ersten Trimester aktiv. Im zweiten Trimester unterliegt es der Involution, wobei Teile für den Geschlechtsapparat übernommen werden (siehe dort). Zunächst ist die Urniere jedoch riesig und bildet die innere **Urnierenfalte** (**Plica mesonephridica**) und den äußeren **Urnierenwulst**.

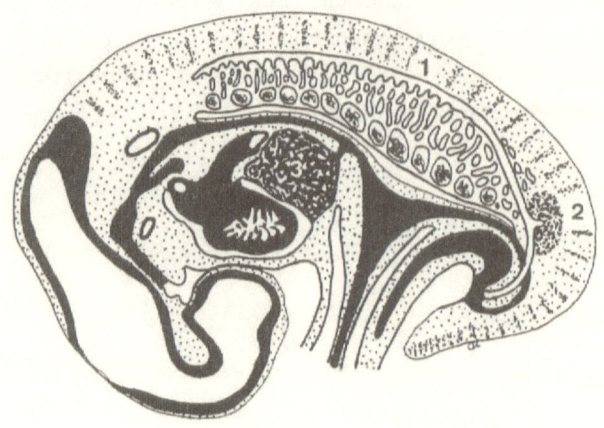

Die Nachniere

Die Nachniere (2) ist die bleibende Niere bei allen Amnioten. Sie entwickelt sich aus dem unsegmentierten **metanephrogenen Blastem** dorsal zwischen 29.-31. Segment und der **Ureterenknospe**, eine dorsale Ausstülpung des Urnierengangs (1).

Die Ureterenknospe sproßt in das metanephrogene Blastem ein, bildet den Ureter und das **primitive Nierenbecken** und teilt sich dichotom in die **primitiven Sammelrohre**, die sich in bis zu 18 Schritten weiterteilen und im metanephrogenen Blastem mehrere Generationen von **Nierenkugeln** (nephrogene Körperchen) induzieren. Aus diesen Zellkugeln bilden sich die **Nephrone** in dem aus der Kugel zunächst ein Bläschen wird, das ein **primitives Glomerulum** einstülpt und eine primitives **Nierenkanälchen** auswachsen läßt. Die Kanälchen bekommen während der fetalen Histogenese Anschluß an die Sammelrohre. Natürlich gibt es dabei viele Artunterschiede in der Zahl der Generationen, der Art der Nephronbildung, der Größe der Nierenkörperchen, der Form und Länge der Tubuli, der Calyx- und Lappenbildung. Schon embryonal werden die Nierengefäße gebildet. Durch die Regression der Urniere und die Entwicklung der kaudalen Körperwand macht die Nachniere einen relativen **Ascensus** um etwa 6 Segmente durch und kommt so in die Nachbarschaft der Nebennieren zu liegen. Die Pansenentwicklung bei Wiederkäuern bewirkt sekundär eine Gekrösebildung und Lageveränderung der linken Niere hinter die Rechte. Störungen der Nierenentwicklung sind renale Agenesie, Nichtaufstieg der Nieren und die Zystenniere.

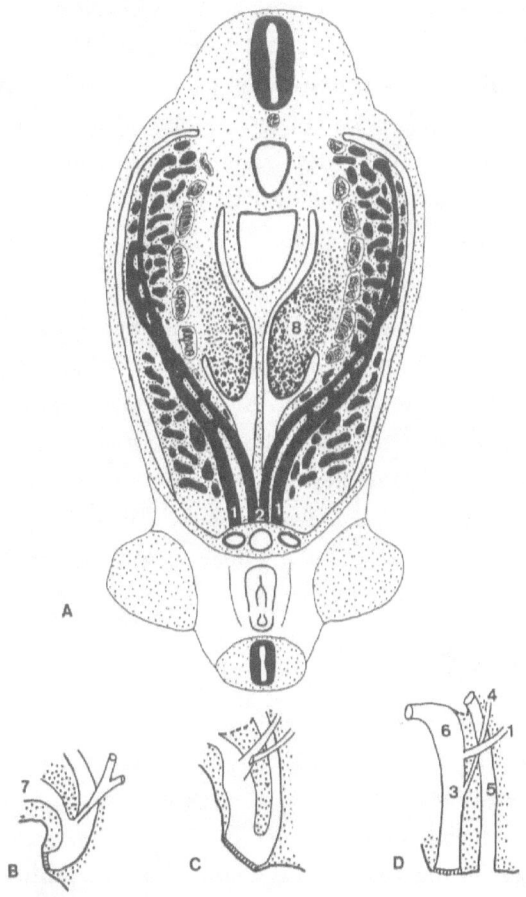

Harnleiter, Harnblase und Harnröhre

Der Ureter wird aus dem **Anfangsabschnitt der Ureterenknospe** gebildet. Er mündet über den Endabschnitt des Wolffschen Gangs (2) in den Sinus urogenitalis (7) nachdem das Septum urorectale die Kloake geteilt hat. Durch Ausweiten der Endstrecken der Wolffschen Gänge und durch deren Einbeziehung in die dorsalen Wand des Sinus urogenitalis werden die

Wolffschen Gänge und die Ureteren getrennt. Somit wird ein Teil (etwa das **Trigonum vesicae**) der dorsalen Harnblasenwand von den mesodermalen Wolffschen Gängen gebildet.

Die Harnblase entsteht ansonsten aus dem **vesikalen Abschnitt des Sinus urogenitalis (6)**, dessen **Beckenteil (3)** auch die **Harnröhre beim weiblichen Geschlecht** und den Beckenteil der Harnröhre beim männlichen Geschlechts bildet. Der Penisteil der männlichen Harnröhre wird durch den **Phallusteil des Sinus urogenitalis** geformt. Der kraniale Teil des Sinus urogenitalis ist über den Urachus mit der Allantois verbunden. Erst nach der Geburt wird der Urachus zu einem Binde-gewebsstrang im medianen Harnblasenband reduziert.

Der Geschlechtsapparat

Die Gonaden entwickeln sich aus den **Keimleisten**, die bereits mit 21 Tagen bei der Katze medial der Urnieren sichtbar sind. Zwischen 22.-26 Segment ist dort das Mesenchym unter dem zum **Keimepithel** veränderten Coelomepithel verdichtet. In diesem, zum Teil hochprismatischen, Keim-epithel sitzten die **primordialen Keimzellen (PGC), Gonozyten**, die aus der Dottersackwand hierher eingewandert sind. Das ist das indifferente Stadium der Gonadenentwicklung. Die Transformation zur differenten Anlage wird von den Gonozyten induziert.

Der Männliche Geschlechtsapparat

Unter dem Einfluß des 'testicular determining factor' (TDF) proliferiert das Keimepithel in der **Phase der Keimepithelstränge** und bildet Epithel-stränge in die Tiefe (**Markstränge**). Diese werden rasch von einer breiten, subepithelialen Mesenchymschicht, der Anlage der **Tunica albuginea**, von der Oberfläche getrennt, womit um den 24. Tag beim Kater die primitive Anlage des Hodens erkennbar wird. Urnierenkanälchen bilden das **Rete** und die **Ductuli efferentes**, Teile des Wolffschen Gangs bilden den **Nebenhodenkanal** und den **Samenleiter**. In der **Phase der soliden Hodenkanälchen** werden aus den Marksträngen die primitiven, schleifenförmigen, noch soliden Hodenkanälchen mit den Vorläufern der **Sertolizellen** und den Gonozyten.

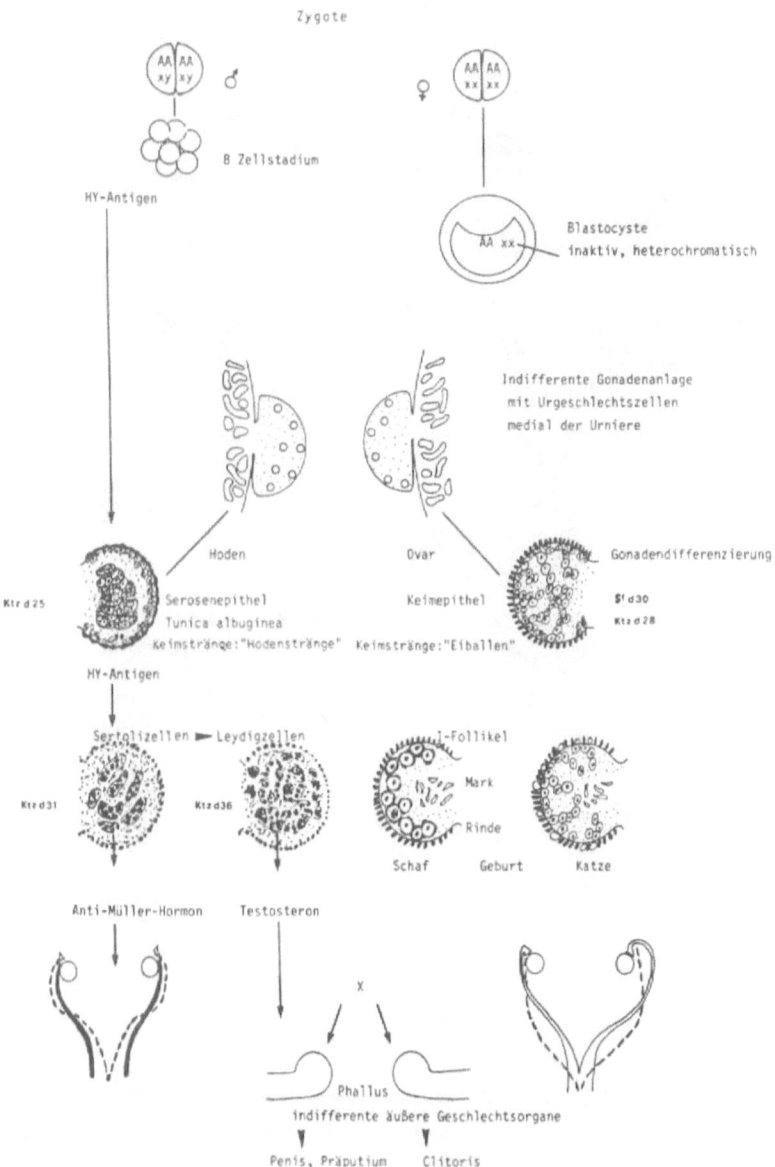

Letztere proliferieren stark und bilden die **Spermatogonien**, die dann bis zur Pubertät hin ruhen. Vermutlich aus der Urniere stammen die **Zwischenzellen**, die zwischen den Hodenkanälchen Cluster bilden und schon embryonal Androgene produzieren und so die weitere Differenzierung der männlichen Geschlechtsorgane in der fetalen

Histogenese stimulieren.

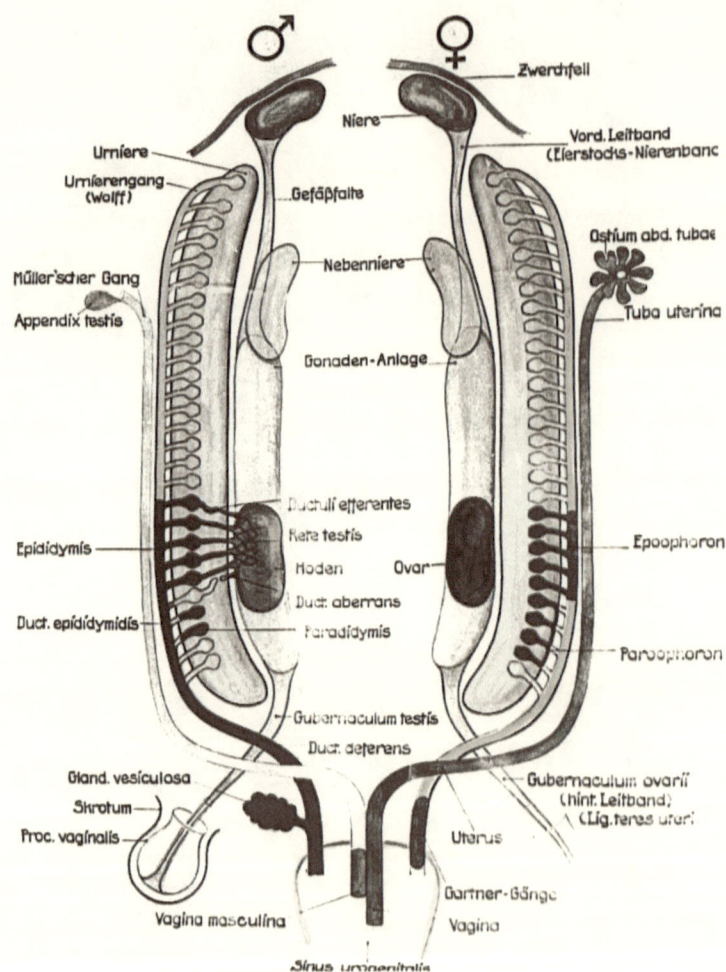

Der peritoneale Überzug der sich rückbildenden Urniere, die **Plica urogenitalis**, wird zum Gekröse der Gonaden mit drei Abschnitten: das kraniale **Urnierenzwerchfellsband**, das mittlere **Mesorchium** und das kaudale **Inguinalband**, welches als **Gubernaculum testis** (Hodenleitband) für den Hodenabstieg fungiert, denn es verbindet Hoden, Nebenhodenschwanz und die Skrotalwülste.

Wenn sich später der **Processus vaginalis** bildet und das Hodenleitband sich unter Androgeneinfluß verkürzt, kommt es zum **Hodenabstieg,**

Descensus testis (vor der Geburt bei Wiederkäuern, um die Geburt bei Pferd und Schwein, und nach der Geburt beim Fleischfresser). Störungen des Abstiegs führen zum Kryptorchismus.

Männliche Geschlechtsgänge

Bei beiden Geschlechtern bestehen zunächst 2 paarige mesodermale Gangsysteme, der **Wolffsche Gang** (Ductus mesonephridicus) und der **Müllersche Gang** (Ductus paramesonephridicus). Der Wolffsche Gang ist der Urnierengang. Der Müllersche Gang ist eine Coelomeinsprossung, die der Wolffsche Gang induziert. Sein Anfangsteil liegt lateral vom Wolffschen Gang, **sein Endteil kreuzt** den Wolffschen Gang und liegt dann medial von ihm und verschmilzt mit der Gegenseite bevor er in den Sinus urogenitalis mündet. Aus dieser indifferenten Anlage bilden sich beim männlichen Geschlecht die Müllerschen Gänge unter Wirkung des **Anti-Müller Faktors** zurück. Die **Ductuli efferentes** entstehen aus Urnieren-kanälchen, der **Nebenhodenkanal und der Samenleiter** aus dem Wolffschen Gang. Reste des Müllerschen Gangs bilden proximal den **Appendix testis** und distal die **Uterovagina masculina** (Utriculus prostaticus). **Ductuli aberrantes** (paradidymal) sind nicht zurückgebildete Urnierenkanälchen. Der Samenleiter mündet beiderseits in der Pars phallica des Sinus urogenitalis. In seinem Endabschnitt differenzieren sich die **Ampullen** mit den Ampullendrüsen, die **Glandula vesicularis** und der **Ductus ejaculatorius** (mesodermal). Die **Prostata** ist dagegen ein Auswuchs des Beckenteils des Sinus (entodermal) und die **Bulbo-urethraldrüse** ist eine Bildung des phallischen Teils des Sinus (entodermal). Der **Präputialbeutel** des Ebers entsteht dagegen ektodermal aus den Geschlechtshöckern.

Der Weibliche Geschlechtsapparat

Auch beim weiblichen Geschlecht wachsen Keimepithelstränge von der Oberfläche in die Tiefe. Jedoch gehen die Markstränge verloren bzw. werden zu interstitiellen Zellen. Erst spätere Keimstränge, die bei der Katze erst fetal, um den 40. Tag, auftreten, werden die sogenannten **Rindenstränge**, die sehr kurz sind und dann relativ schnell durch das Bindegewebe in einzelne **Eiballen** zerlegt werden. Aus diesen differenzieren sich fetal die **Primordialfollikel**.

Beim Schaf entwickeln sich im letzten Drittel der Gravidität (4 cm SSL) während der sogenannten **Pseudoreifung** bereits Sekundär- und Tertiärfollikel im fetalen Ovar. Diese Follikel werden aber nach der Geburt wieder zurückgebildet.

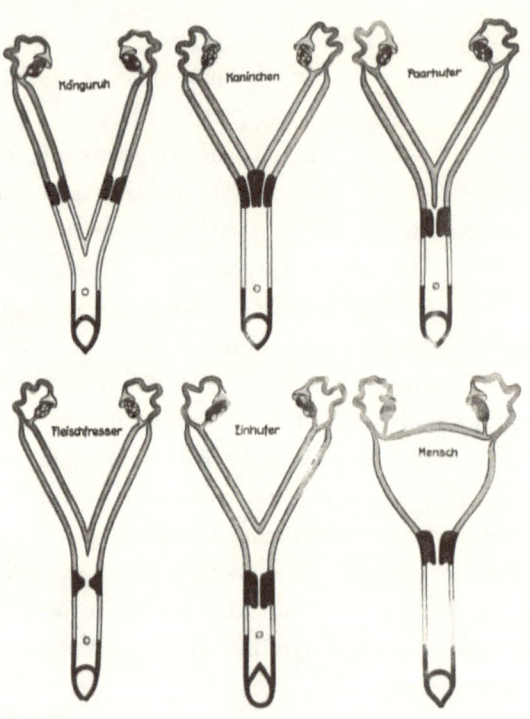

Weibliche Geschlechtsgänge

Das weibliche Gangsystem entwickelt sich vornehmlich aus den Müllerschen Gängen (mesodermal). Durch Östrogene stimuliert entwickeln sich aus den proximalen Teilen **Eileiter,** aus den mittleren Abschnitten **Uterushörner** und aus den distalen, verschmolzenen Abschnitten der **Uteruskörper, die Cervix und die Vagina.** Die Verschmelzung ist dabei tierartlich unterschiedlich und führt so zu den verschiedenen **Uterustypen.** Scham und Scheidenvorhof werden dagegen durch den entodermalen **Müllerschen Hügel** (Sinovaginalplatte) aus dem Beckenteil des Sinus urogenitalis gebildet. Beide Anlagen vereinigen sich und bilden ein kontinuierliches Lumen, das am Verschmelzungspunkt durch ein Hymen oder **Hymenalring** eingeengt sein kann. Der phallische Teil des Sinus trägt zur Bildung der äußeren Scham bei.

Die Äußeren Geschlechtsorgane

Im frühen, indifferenten Stadium liegen bei beiden Geschlechtern um die Kloakenmembran drei Mesodermverdickungen: vorn der **Genitalhöcker und seitlich zwei Genital- (labioscrotal) falten**. Während der Gliederung der Kloake (siehe Verdauungsapparat) wird der Genitalhöcker zum **primitiven Phallus** mit einer Pars basalis und der Pars nuda. Die Urogenitalmembran öffnet sich und bildet die **Urethralrinne** mit den seitlichen **Urethralfalten**, der phallische Teil des Sinus ist damit offen. Im männlichen Fetus schließen sich die Urethralfalten zur Raphe und lassen nur vorn das primtive Ostium urethrae externum offen. Schlägt das fehl, kann es zur Hypospadie kommen. Während die Genitalfalten nach kaudal wachsen und sich zur **Skrotalanlage** vereinigen, wächst am Phallus die **Glandarlamelle** als Epithelwand in die Tiefe zur späteren Entwicklung des **Präputiums**. Im Inneren entwickeln sich die Schwellkörper. Bei weiblichen Geschlecht bleiben die Urethralrinne offen und die Genitalfalten separiert. Sie flankieren den Phallus, der zur **Clitoris** wird, sie selbst bilden die **Schamlippen**. Äußere Schamlippen entstehen bei Primaten und Fleischfressern sekundär. Weitere Entwicklungen an den Geschlechtsorganenen, wie zum Beispiel der Hodenabstieg, laufen erst in der fetalen Histogenese ab .

Das Nervensystem

Bereits nach der Gastrulation wird das neurale Ektoderm als **Neuralplatte** vom übrigen Ektoderm gesondert, induziert von der Chorda dorsalis. Bei der Neurulation wird die Platte zur **Rinne** eingesenkt, seitlich entstehen die **Neuralwülste**. Schließlich entsteht das **Neuralrohr** mit einer rostralen Aussackung, dem ersten **Hirnbläschen, Archencephalon**, und dem vorderen und hinteren **Neuroporus** als Öffnungen (Katze 14 Tage). Nach der Abfaltung des Neuralrohr wird restliches Neurektoderm beiderseits des Neuralrohrs als **Neuralleiste** in die Tiefe verlagert (Katze Tag 17), während vorn ein zweites Hirnbläschen, **Deuterencephalon**, entsteht. Das erste Bläschen sinkt ventral vor der Chorda ab und so entsteht zwischen beiden Hirnbläschen ein drittes Bläschen. Die rasch größerwerdenden Bläschen sind nun als **Vorderhirn (Prosencephalon)**, **Mittelhirn (Mesencephalon)** und **Rautenhirn (Rhombencephalon)** mit der **Mittelhirnbeuge** hinter dem Vorderhirn und der **Halsbeuge** am Ende.

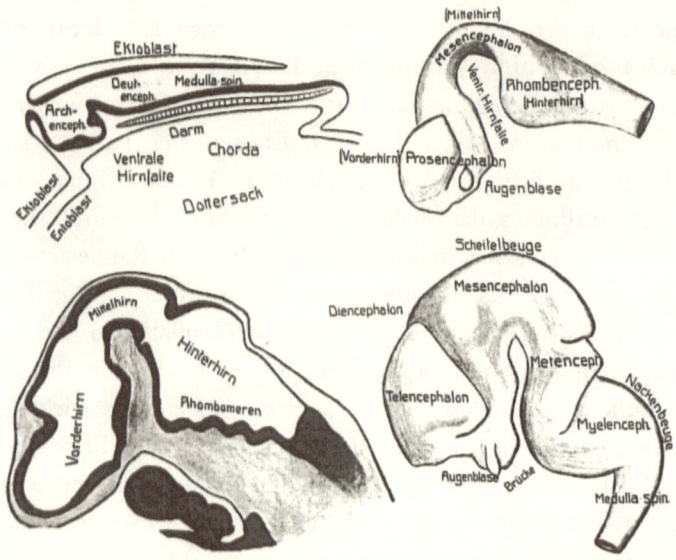

Im Steiß liegt die **Steißbeuge** des Neuralrohrs. In der Wand haben sich bereits in diesem Stadium aus dem **Neuroepithel** die **Neuroblasten** und die **Glioblasten** differenziert. Nur dorsal am Rautenhirn bleibt die Wand dünn, sonst ist sie durch Proliferation mehrschichtig geworden. Das Vorderhirn bekommt nun als jeweils seitliche Aussackungen dorsolateral die beiden **Endhirnbläschen (Telencephalon)** und ventrolateral die beiden **Augenbläschen**. Der mediane, unpaare Ursprung wird zum **Zwischenhirn (Diencephalon)**. Auch das Rhautenhirn wird weiter gegliedert. Durch die **Brückenbeuge** entsteht das vordere **Metencephalon** und das hintere **Myelencephalon**.

Die Neuroblasten des Neuralrohrs fangen an Fortsätze nach peripher zu bilden. Dadurch entsteht die **Mantelzone** mit den Nervenzellkörpern und die **Marginalzone** (Randschleier) mit den Fortsätzen. Ungleiches Wachstum bewirkt die Bildung der **Lateralplatten** und der dünnen **Boden- und Dachplatte**. Die Lateralplatten werden die je einen **Sulcus limitans** in die obere **Flügelplatte** und die untere **Basalplatte** gegliedert. Das Lumen wird zum **Zentralkanal** eingeengt. Durch die weitere Proliferation entsteht außerdem ein dorsales **Gliaseptum** in der mediane, ventral dagegen eine **Fissur**. Außen hat die Neuralleiste eine Reihe von **Spinalganlien** entstehen lassen, deren Neuroblasten sich später mit der Flügelplatte der Rückenmarkanlage verbinden. Die wachsende Marginalzone wird während der fetalen Histogenese zur weißen Substanz mit den verschiedenen Leitungsbahnen, die Mantelzone zur grauen Substanz mit den verschiedenen Kernsäulen.

Alle Teile des **peripheren Nervensystems** werden durch die **Neuralleisten** gebildet, die auch das Kopfmesektoderm, die verschiedenen Ganglien, Melanozyten, endokrine Zellen, Satellitenzellen, Schwannsche Zellen, Nebennierenmark und Odontoblasten während der fetalen Histogenese bilden. Zunächst ist das Neuralrohr so lang wie die Anlage der Wirbelsäule. Später wachsen die Wirbel schneller. Dadurch werden die kaudalen Spinalnerven zur **Cauda equina** verlängert, das Rückenmark scheint aufgestiegen zu sein, **Ascensus medullae spinalis**. Das Schwanzmark liegt dann, tierartlich unterschiedlich, im Lenden- bzw. Kreuzbereich. Vom umliegenden Mesenchym werden die **primitiven Meningen** gebildet.

Auch das Gehirn wächst und differenziert sich weiter mit verschiedenen Neuronen und Gliazellen. Erst liegen wie im Rückenmark Säulen und Kerne vor, in der fetalen Histogenese kommt es dann zum Umbau. Das Großhirn bleibt auch fetal noch glatt, während am Kleinhirn schon die Faltung beginnt. In den Ventrikeln werden die **Plexus** gebildet, die schon Flüssigkeit produzieren. Überproduktion oder Abflußhindernisse können zum **Hydrocephalus** führen.

Spinal- und Gehirnnerven entwickeln sich aus Neuralleistenmaterial. Zusätzliches Material für die Ganglien der Kiemenbogennerven der Gehirnnerven entstammt den **Kopfplacoden**, die dorsal der Kiemenbogen entstehen. Für die Riechnerven stammen die afferenten Neurone aus den Riechplacoden, während der Sehnerv aus den Augenbläschen, also der Hirnwand entstammt.

Sinnesorgane

Auge, Ohr und Nase beginnen ihre Entwicklung sichtbar mit den Linsen-, Ohr- und Riechplacoden. Die **Linsenplacode** wird durch durch das Augenbläschen (Zwischenhirn) im Ektoderm induziert. Die **Ohrplacode** stülpt sich induziert vom Rautenhirn zum Ohrgrübchen ein und schnürt sich dann zum Ohrbläschen ein. Die **Riechplacode** stülpt sich induziert vom Endhirn in das Kopfmesenchym ein und bildet Nasenhöhle und Riechorgan. Ein Teil der Gehirnnerven (Kiemenbogennerven), die für die Kopfsensibilität wichtig sind, also den Tastsinn im Kopfbereich stellen, nehmen ebenfalls Placodenmaterial aus dem Kiemenbogenbereich auf.

Das Sehorgan

Wenn sich die Linsenplacode vom Oberflächenektoderm abschnürt, wandelt sich das Augenbläschen in den **Augenbecher** um. Vorn ist er durch das Linsenbläschen eingedellt und hinten ist er über den Augen-becherstiel mit dem Zwischenhirn verbunden. Der Augenbecher ist ventral zur **Fissura chorioidea** eingeschnitten, durch die **A. hyaloidea** läuft, und seine Hinterwand hat nun eine Doppellage der ehemaligen Zwischen-hirnwand, die außen zur **Pigment-** und innen zur **Nervenschicht** der **Retina** werden. Am Umschlag beider Schichten entstehen **Iris und Ciliarkörper**. Die Fissura chorioidea wird später durch Mesenchym geschlossen, andernfalls entsteht ein Kolobom. In der Fetalperiode differenzieren sich diese und alle übrigen Wandschichten. Die A. hyaloidea degeneriert distal, der proximale Teil wird zur **A. centralis retinae**. Umliegendes Mesenchym bildet **Chorioidea und Sklera**, das äußere Ektoderm **Cornea und Augenlider**. Durch **Cavitationen** im Mesenchym vor der Linse wird eine Kammer gebildet.

Später wird die Kammer durch die Iris in eine vordere und hintere Augenkammer geteilt. Das ektodermale Linsenepithel wächst zu den gleichlangen **Linsenfasern** heran, wodurch die ehemalige Höhle schwindet und die **Linsennähte** entstehen. Das Ektoderm über dem Linsenbläschen wandelt sich zur **Hornhaut** um. Hilfsstrukturen des Auges wie die Bindehaut, Augenlider, die Augenmuskeln und die Tränendrüsen ent-wickeln sich erst fetal. Die Augenlider verwachsen zunächst zur Lidverklebung (**Lidsynechie**). Diese Verklebung löst sich bei den meisten Säugern vor der Geburt wieder, bei Katzen aber erst einige Tage nach der

Geburt.

Das Hörorgan

Das äußere Ohr wird von den von den **Ohrhöckerchen** um die erste Kiemenfurche gebildet (im Wesentlichen 2. Kiemenbogen), die selbst den äußeren Gehörgang formt. die Höckerchen wachsen zur **Ohrmuschel** heran, um den 33 Tag bildet sich im Inneren das Blastem des **Ohrmuschelknorpels**. Die Verschlußmembran der ersten Kiemenfurche in der Tiefe wird zum **Trommelfell**. Ursprünglich bilaminär ektoento-dermal wird sie durch einwachsendes Mesenchym zunächst verdickt, um Verbindung mit dem Hammerblastem aufzunehmen. Erst in der fetalen Histogenese bekommt sie ihre endgültige Gestalt. Die erste Schlundtasche bildet die **Tuba auditiva und die Paukenhöhle. Hammer und Amboß** werden vom 1. Kiemenbogen, der **Steigbügel** vom 2. Kiemenbogen gebildet. Die **Muskeln** des Mittelohrs sind ebenfalls Material vom ersten (M. tensor tympani) und zweiten Kiemenbogen (M. stapedius), was an der späteren Innervation ablesbar ist.

Das Innenohr entsteht aus der ektodermalen **Ohrplacode**, die sich sehr früh zum **Ohrgrübchen** einsenkt und dann als **Ohrbläschen** (Otozyste) in Höhe des Rautenhirns abschnürt. Neuralleistenmaterial und branchiale Placoden bilden die Anlage des Facialis-Acusticusganglions, von dem sich später das **Ganglion vestibulocochleare** abtrennt. Die Otozyste schnürt sich birnenförmig ein und bildet die obere **Vestibulartasche** und die untere **Cochleartasche**. Dazwischen entwickelt sich nach medial der **endo-lymphatische Sack**. Aus der Vestibulartasche werden in der fetalen Histogenese die **Bogengänge**, von der Cochleartasche **Sacculus, Utricu-lus und Schnecke** gebildet.

Das Riechorgan

Die Riechplacoden bildet die **Riechgruben** und senken sich zur primitiven Nasenhöhle ein. An ihrem Grund tranformiert sich ektodermales Epithel zum **Riechepithel** mit Neuroblasten und Zwischenzellen. Fortsätze wachsen zum Riechkolben der sich entwickelnden Großhirnhemisphären und nehmen Kontakt auf. In gleicher Weise wachsen Fasern des **Organum vomeronasale** zum akzessorischen Riechkolben. Um die Schleimhaut herum entsteht der Knorpel und Knochen des Vomers. Nasenmuscheln und äußere Nase enstehen bei der Gesichtsbildung (siehe dort). Weitere Differenzierung geschieht während der fetalen Histogenese.

Das Geschmacksorgan

Das Geschmacksorgan besteht aus den **Geschmackspapillen mit den Geschmacksknospen** auf Zunge und im Rachen. Ob dabei Placoden eine Rolle spielen ist noch ungeklärt. Die weitere Entwicklung ist in jedem Fall mit der Bildung der Gehirnnerven VII, IX, X verbunden, die die Fasern der Geschmacksknospen ableiten.

Das Tastorgan

Das Tastorgan besteht aus verschiedenen Hautrezeptoren, die von Spinalnerven und Gehirnnerven, insbesondere dem N. trigeminus abgeleitet und fetal gebildet werden.

Endokrine Organe

Die Hypophyse

Die Hypophyse entsteht aus einer ektodermalen Tasche, Rathkesche Tasche, vor der Rachenmembran und einer neuroektodermalen Verdickung des Zwischenhirnbläschenbodens. Sehr früh verbinden sich beide Anlagen und wachsen stark. Die Rathkesche Tasche schnürt sich Bläschen ab, nur noch mit den Ductus craniopharyngeus (müßte eigentlich craniooralis heißen) zum Mundhöhlendach verbunden.

Der Mittelteil der Tasche mit dem Rest des Lumens wird zur **Pars intermedia**, der laterale Teil proliferiert sehr stark um den Stiel des Zwischenhirn (Infundibulum) herum und formt so die Pars **tuberalis** und die **Pars anterior**. Während der fetalen Histogenese differenzieren sich die verschiedenen Teile der Anlage. Die Reste des Ductus craniopharyngeus sind bei der Katze bis zum 37. Tag sichtbar.

Die Nebennieren

Die Nebenniere hat bei höheren Vertebraten zwei Anlagen, die meso-dermale Rinde (**Interrenalorgan**), die sich aus dem Mesothel zwischen Gekröse und Gonade entwickelt und das ektodermale Mark (**Suprarenal-organ**), das sich wie andere Paraganglien aus der Neuralleiste bildet. Mit 23 Tagen proliferieren bei der Katze die Mesothelzellen in Zellsträngen in die

Körperwand nahe der Aorta. Durch den Ascensus der Nachniere kommt diese in die Nähe der Nebennierenanlage zu liegen. Um den 25. Tag wandern bei der Katze die Zellen der Markanlage über den Hilus ein.

Beide Organteile proliferieren stark, der Cortex sogar in zwei unterschiedlichen Schritten (1. embryonal, 2. fetal), doch eine klare **Zonierung** ist nicht vor der Geburt zu sehen. Fetal ist die Nebenniere (**Geburtsdrüse**) sehr groß und schon tätig, was für die Regulation der Graviditätsdauer sehr wichtig ist (insbesondere bei Wiederkäuern). Kurz vor der Geburt kommt es zur einer Rückbildung, bis die normale Größe der Rinde in der 3-4. Lebenswoche erreicht ist.

Schilddrüse und Nebenschilddrüsen

Diese Drüsen sind Derivate des primitiven, **entodermalen Pharynx**, die Nebenschilddrüsen aus den **3. und 4. Schlundtaschen** und die Schilddrüse aus **Hypobranchialplatte**. Die Schilddrüse senkt sich vom Boden ein, schnürt sich zu Bläschen, ist aber noch eine Weile über den **Ductus thyreoglossus** mit dem Pharynx verbunden; entsteht also wie eine exokrine Drüse. Schon mit 14 Tagen bilden sich Zellstränge in den Anlagen, die in das branchiale und hypobranchiale Mesenchym wuchern. Durch das Wachstum von Oesophagus und Trachea werden die Anlagen der Schilddrüse und der Nebenschilddrüsen zusammengedrängt und erhalten so Kontakt in der **frühen Topogenese**. Um den 33. Tag werden die Nebenschilddrüsen und der Ultimobranchialkörper in die Schilddrüse miteinbezogen, während die **Thymusanlagen** der Schlundtaschen sich rasch am Hals ausbreiten. Um den 38. Tag produziert die Schilddrüse bei der Katze schon Thyreoglobulin in **primitiven Follikeln**. Der ultimobranchiale Körper liefert die **C-Zellen** an den Follikeln.

Haut und Hautderivate

Nach der Abtrennung des neuralen Ektoderms bildet das übrige **Ektoderm die Epidermis** der Haut und alle epidermalen Hautorgane. Das **Corium und die Hypodermis** (Subcutis) sind mesodermal (Dermatom). Zunächst besteht das Ektoderm nur aus einer Zellschicht, doch bald wird eine oberflächliche Schicht, das **Periderm** (Epitrichium) dazugebildet. Auch wenn weitere Schichten über einer primitiven Basalmembran dazukommen, bleibt das Periderm als Schutzschicht bis zur Geburt erhalten.

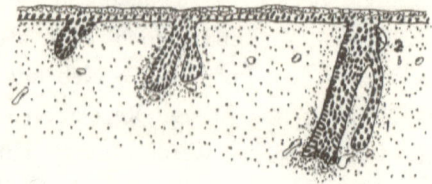

Erst fetal, im dritten Trimester der Gravidität, entwickeln sich Anhangsorgane wie Haare und Drüsen aus einem **epithelialen Haarkeim**. Aus der Basalschicht sprossen die Haarkeime in das darunterliegende Mesenchym. Sie verlängern sich und werden zu **Kolbenhaaren** (wegen der Form so genannt), die distal schon die Anlage der **Talg- und Schweiß-drüsen** in sich tragen. Die ersten Haare sind die **Sinushaare**, die in der Kopfregion entstehen. Später keratinisiert der Haarschaft im Inneren der Anlagen, während die äußeren Zellen zur Wurzelscheide werden. das umliegende Mesenchym kondensiert sich um die Anlagen zum Haarfollikel.

Lippendrüse, Milchdrüse, Duftdrüsen

Während der fetalen Histogenese entwickeln sich mit den Haaren auch die Hautnerven und Hautrezeptoren. Die Unterlippe der Katze ist reich an Haaranlagen und Drüsen, die die **Lippendrüse** der Katze bilden. Kurz vor der Geburt erfahren sie eine starke Proliferation.

Unabhängig von Haaren entstehen Duftdrüsen und die Milchdrüse im letzten Trimester. Die Drüsenanlagen liegen entlang der sogenannten **Milchleiste**, einer epidermalen Verdickung, die schon mit 24 Tagen auftritt. Die Anlagen, **Mammarknospen (a)**, stellen Epithelverdickungen dar. Sie sind artspezifisch in der Zahl, entsprechend der Zahl der späteren Drüsenkörpern und Zitzen. Erst in der fetalen Histogenese wachsen von ihnen Epithelsprosse in die Tiefe, die Anlage der **Sinus** und **Milchgänge**. Die Zitzenbildung (b) ist bei Pferd und Wiederkäuer mit einer starken Proliferation verbunden (**Proliferationszitzen**), beim Fleischfresser und Schwein liegen dagegen **Eversionszitzen**

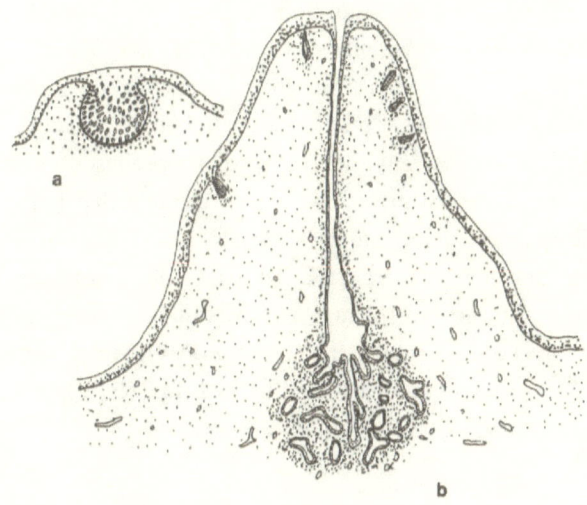

Die **Duftdrüsen** entstehen unabhängig von Haaren, ebenfalls erst fetal an den Ballen der Extremitäten.

Krallen

Krallen sind wie Hufe und Klauen ebenfalls epidermale Organe. Bereits im 2. Trimester faltet sich die Epidermis im distalen Extremitätenbereich zu einer unguicularen Leiste. Die darunterliegende Dermis verschmilzt mit der Periost. Im 3. Trimester entwickeln sich Längsinterdigitationen der Epidermis und die Lateralwand wird komprimiert und beginnt zu verhornen. Das Krallenbein verknöchert desmal.

Der Bewegungsapparat

Das Skelett

Die pränatale Entwicklung des Skeletts hat drei Hauptphasen: das Mesenchymskelett, das Knorpelskelett und das knöcherne Skelett. Das **Mesenchymskelett** ist durch die Chorda dorsalis (ab 11. Tag), die Somiten (ab 13. Tag), die Kiemenbogen und die Extremitätenknospen (ab 18. Tag) charakterisiert. Das **Knorpelskelett** erscheint bereits im Stadium 14 (22

Tage) bei der Katze und erster **Knochen** entsteht perichondral und enchondral mit 26-30 Tagen (Stadium 16/17 bei der Katze). Das Mesenchymskelett bleibt als Periost, in Form verschiedener Bänder, Gelenkkapseln, Syndesmosen und Zwischenwirbelscheiben erhalten. Das Knorpelskelett reduziert sich bis zur Geburt zu den Epiphysenfugen und Felsenbeinknorpeln und überlebt in den laryngealen, trachealen Knorpeln, Gelenkknorpeln, Rippenknorpeln, Sternalknorpeln, Nasenknorpeln und Synchondrosen. Bei der neugeborenen Katze sind alle **primären Ver-knöcherungszentren (siehe Abbildung)** vorhanden, außer an den Karpal- und distalen Tarsalknochen. Die **sekundären und tertiären Zentren** werden erst postnatal von der 1 Woche bis zum 2. Jahr gebildet.

Das Achsenskelett

Die Wirbelsäule

Das paraxiale Mesoderm stellt die Somiten dar, die **Urwirbel**, die in kraniokaudaler Sequenz entstehen. Mit 17 Tagen werden ebenfalls von vorn beginnend zu einem äußeren **Dermatomyotom** und inneren, locker liegenden Zellen, dem **Sklerotom**, transformiert. Die Sklerotomzellen wandern ventromedial um das Neuralrohr und schließen die Chorda ein. Die kaudale Portion jeden Sklerotoms vereinigt sich mit der kranialen Portion des Folgenden. In dieser Weise entstehen die mesenchymalen **Wirbelanlagen** um ein halbes Segment gegen die Urwirbel versetzt, also **intersegmental**. Der Kranialteil des ersten cervikalen Sklerotoms vereinigt sich mit dem letzten occipitalen Sklerotomteil. Die eingeschlossene Chorda bildet später den **Nucleus pulposus** der Zwischenwirbelscheiben.

Die Sklerotome werden nun zu Knorpel transformiert. Die knorpligen Wirbelbogen sind dorsal noch offen.

Rippen und Sternum

Primäre Verknöcherungszentren treten je eins im Körper und je eins in jeder Bogenbasis ab dem 26.-30. Tag bei der Katze auf. Die Ossifikation breitet sich aus, die Zentren sind aber immer noch durch Knorpelreste isoliert. Erst nach der Geburt verschmelzen die Zentren. Die **Rippen** entwickeln sich aus dem Mesenchymfortsätzen der Brustwirbel durch endochondrale Ossifikation. Die **Sternebrae** entstehen ebenfalls durch enchondrale Ossifikation je eines Zentrums aus bilateralen Mesenchym (Knorpel) -blöcken.

Das Gliedmaßenskelett

Das mesenchymale Model der Gliedmaße wird innerhalb der **Extremitätenknospen** in einer sehr komplizierten Weise, beeinflußt durch verschiedene Induktionsfaktoren wie die **apical ectodermal ridge** (AER), die **polarisierenden Zonen** und **apoptotische Vorgänge** geformt. Bereits mit 22 Tagen wird das Mesenchymskelett schrittweise in das Knorpelskelett überführt, was schon äußerlich sichtbar wird.

Der Schädel

Das Mesenchymmodel wird von mesodermalem und mesektodermalem Material gebildet (**Desmocranium**). Das mesodermale Material stammt aus den **occipitale Sclerotomen**, das mesektodermale Material kommt aus der **Neuralleiste** über die Kiemenbogen. Das Knorpelmodell entsteht an der Schädelbasis in Form einzelner Knorpelteile, die schließlich zum **Chondrocranium** verschmelzen. Dort wird später Knochen durch enchondrale Verknöcherung gebildet (**Ersatzknochen**). Die **Synchondrosis** sphenooccipitalis zwischen Basisphenoid und Os occipitale ist eine wichtige Stelle für das weitere Längenwachstum des Schädels. Das Schädeldach entsteht durch desmale Ossifikation direkt aus dem Mesenchymskelett (**Belegknochen**). Einzelne Zentren bilden Spinae in radialer Anordnung, bis die späteren **Suturen** erreicht sind. Größere Lücken bleiben die **Fontanellen** um den Geburtsvorgang zu ermöglichen. Postnatal wird der primäre Knochen (**Osteocranium**) remodelliert mit der Bildung der inneren und äußeren **Platten** und der **Diploe** dazwischen. Einige Gesichtsknochen entstehen auch desmal aber aus dem Mesenchymskelett des Branchialapparats (**Viscerocranium**). Der **Unterkieferknochen** entsteht desmal und enchondral (Meckelscher Knorpel). Die Unterkiefersymphyse verknöchert bei Pferd und Schwein bald nach der Geburt, während bei Wiederkäuern und Fleischfressern die Symphyse für längere Zeit bestehen bleibt. Das **Zungenbein** entwickelt sich aus den Knorpeln des 2. und der folgenden Bogen.

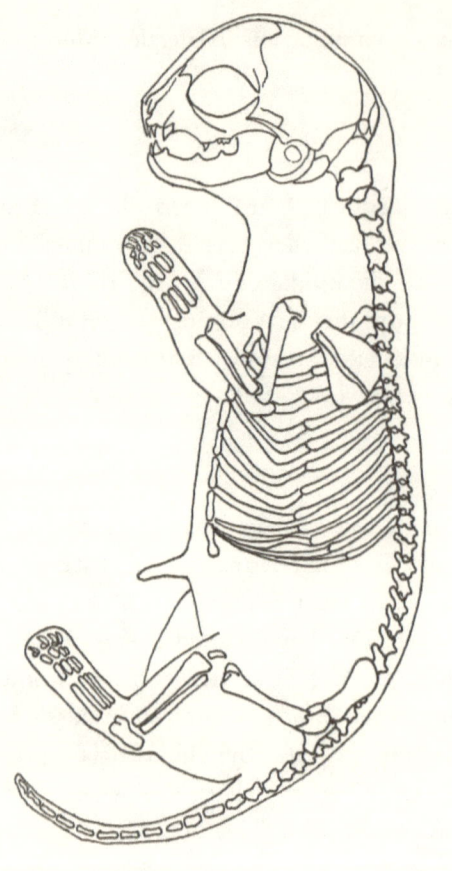

Die Muskulatur

Die meisten Muskeln sind mesodermaler Herkunft. Ausnahme sind Muskeln im Kopfbereich und die Myoepithelzellen, die ektodermal sind. **Glatte Muskulatur** entwickelt sich an verschiedenen Stellen der Splanchnopleura. Glatte Muskelzellen behalten ihre Teilungsfähigkeit. **Herzmuskulatur** entsteht an den Endothelrohren der Herzanlage (Herzgelee). **Quergestreiften Skelettmuskulatur** stammt von den Somiten, dem lateralen Mesoderm oder den Kiemenbogen. Bald nach ihrer Entstehung teilen sich die Somiten in das Dermatomyotom und das Sklerotom. Erstere gliedert sich später in das **Myotom** für die Muskulatur und das **Dermatom**, welches das Bindegewebe der Dermis und Hypodermis entwickelt. Wie schon beschrieben, entstehen die Wirbelanlagen intersegmental, betrachtet man Somitenursprung. Die Myotome behalten dagegen ihre **segmentale Anordnung**, sodaß sie die späteren Wirbelanlage überbrücken und verbinden. Mit etwa 17 Tagen gliedern sich bei der Katze die Myotome in eine dorsale Portion (Epimer) und eine ventrale Portion (Hypomer) für die epaxialen und hypaxialen Muskelanlagen.

Entsprechend werden Erstere durch die Dorsaläste, Letztere durch Ventraläste der Spinalnerven versorgt. Die Somatopleura ist der Ursprung der **Brust- und Bauchmuskeln**. Die **Extremitätenmuskeln** entstehen aus Ausläufern des lateralen Mesoderms. Die Kiemenbogen sind der Ursprung für die **Kau-, Facialis-, Pharynx-, Gaumen-, und Kehlkopfmuskulatur**. Die **Zungenmuskeln** sind hypobranchial. Diese Muskelblasteme bestehen zunächst aus sich rasch teilenden **Myoblasten** mit zentralem Kern. **Fusion von Myoblasten** führt zur Bildung der multinukleären **Myozyten** oder Muskelfasern. Die Zahl der Muskelfasern wird pränatal festgelegt. **Sehnen, Bänder und Sehnenscheiden** entstehen unabhängig aus dem Mesenchym und schaffen erst sekundär die Verbindung zur Muskulatur.

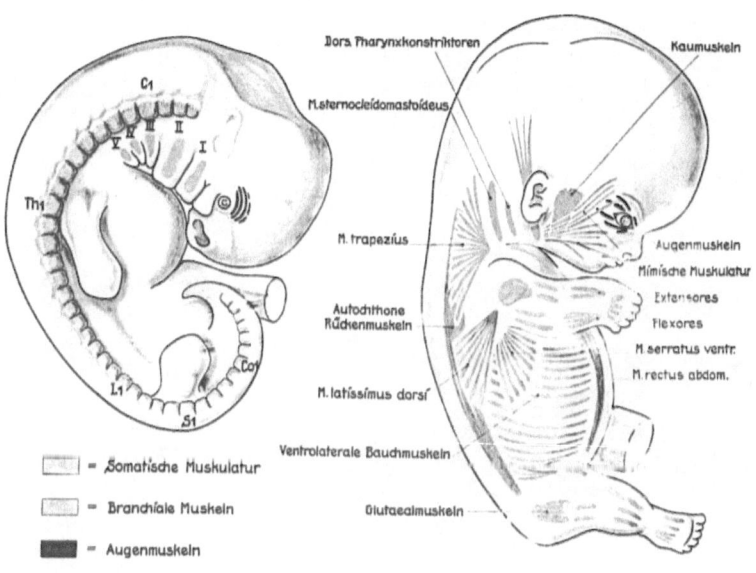

Stichwortverzeichnis

Kopfmesektoderm 113
Kopfmuskulatur 123
Kornea 47
Koronargefäße 87
Kotyledonen 81
Krallen 119
kutane Schleimhaut 30
Lakatation 54
Laryngotrachealrinne 101
Lebergefäße 37
Leberläppchen 37
Leberplatte 100
Lebertrias 37
Lidverklebung 114
Linse 47
Linsenplacode 114
Lippe 30
Luftsäcke 98
Lunge 28
Lungenknospen 102
lymphatischen Organe 25
Lymphknoten 26
Lymphknoten 91
Lymphozyten 25
Lysosomen. 9
Lyssa 30
Magen 33
Magen 98
Magendrehung 98
Mammarknospen 118
Mandeln 25
Mantelzellen 47
Mantelzone 112
Marginalzone 112
markhaltige, marklose Fasern 20
Markstränge 106
Meckelscher Knorpel 94
Media 22
Meiose 59
Melanozyten 113
Membrana buccopharyngica 74
Membrana obturatoria 93
Meroblastier 70

Clemens Knospe

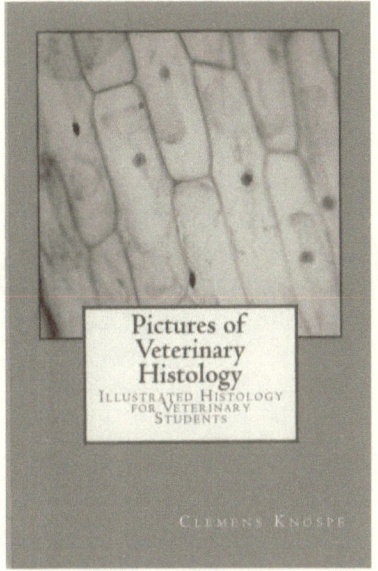

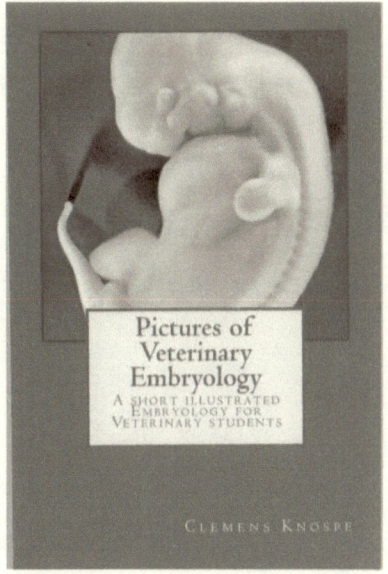

Die optimale Ergänzung zu diesem Studienführer: Bilder der Histologie und Embryologie; oder ausführlicher die Vergleichende Embryologie der Hauskatze und der Kompaktatlas der Haustiermorphologie.

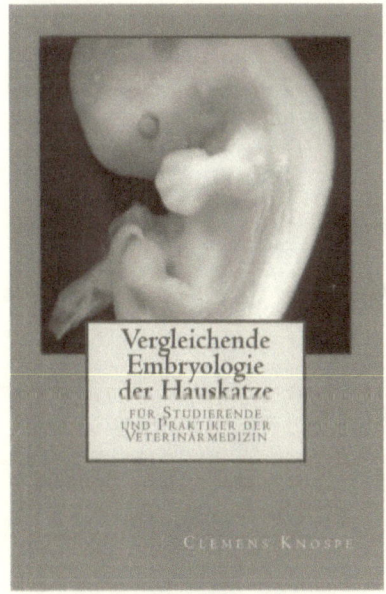

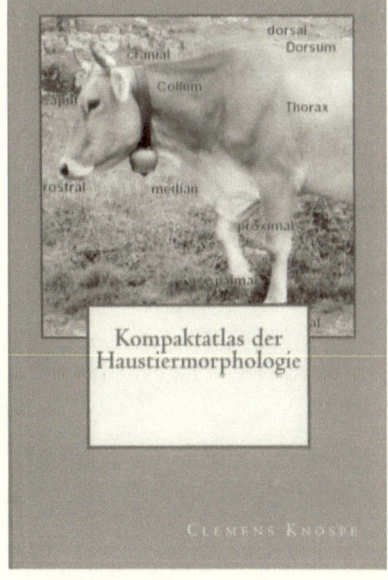

Clemens Knospe

ÜBER DEN AUTOR

Studium der Chemie und Tiermedizin in Berlin, Fachtierarzt für Tieranatomie, seit 1988 Professor für Veterinär-Anatomie, -Histologie, und -Embryologie in Berlin, München, und den USA. Prüfer und Gutachter für diese Fächer, Mitglied bei verschiedenen Fachgesellschaften und Nomenklaturkommissionen. Forschungsschwerpunkt ist die embryonale Entwicklung. Dazu, neben anderen Untersuchungen, auch Forschungen bei Schering zu Prostaglandinanalogen, im Sonderforschungsbereich Embryonalpharmakologie der FU-Berlin zur Polydactylie, in Berlin auch als DFG Projektleiter zur Magenentwicklung und als Gastprofessor an der Karlsuniversität Prag zur Halsentwicklung. Preisträger des Otto-Zietschmann-Preises 1996 für die Förderung veterinärembryologischer Forschung. Wechselnde Mitgliedschaften im Institutsdirektorium, Departmentrat, Universitätssenat und verschiedenen Universitätsgremien und -kommissionen.